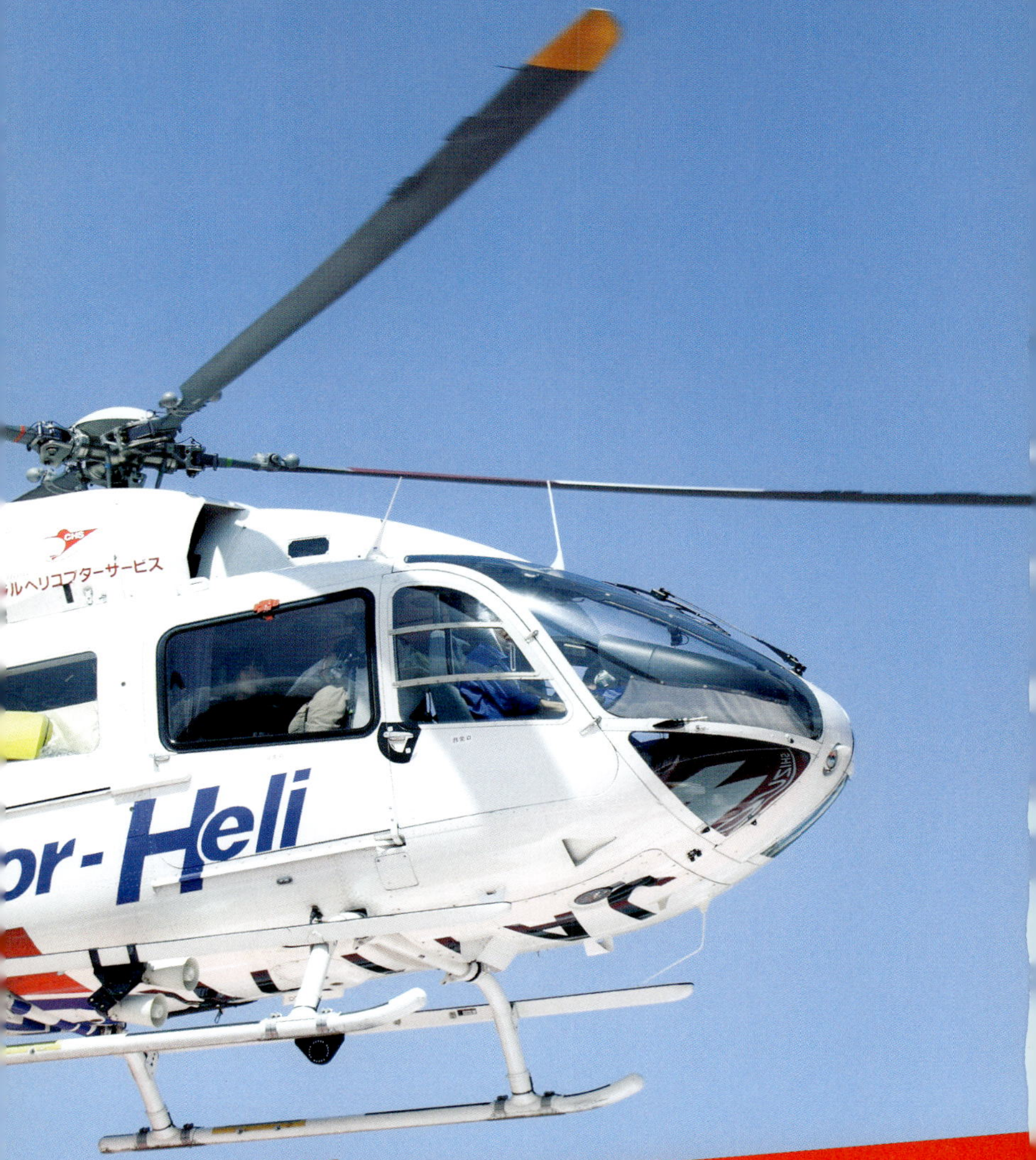

FLIGHT NURSE

フライトナース

長谷川裕美

FLIGHT NURSE
フライトナース もくじ

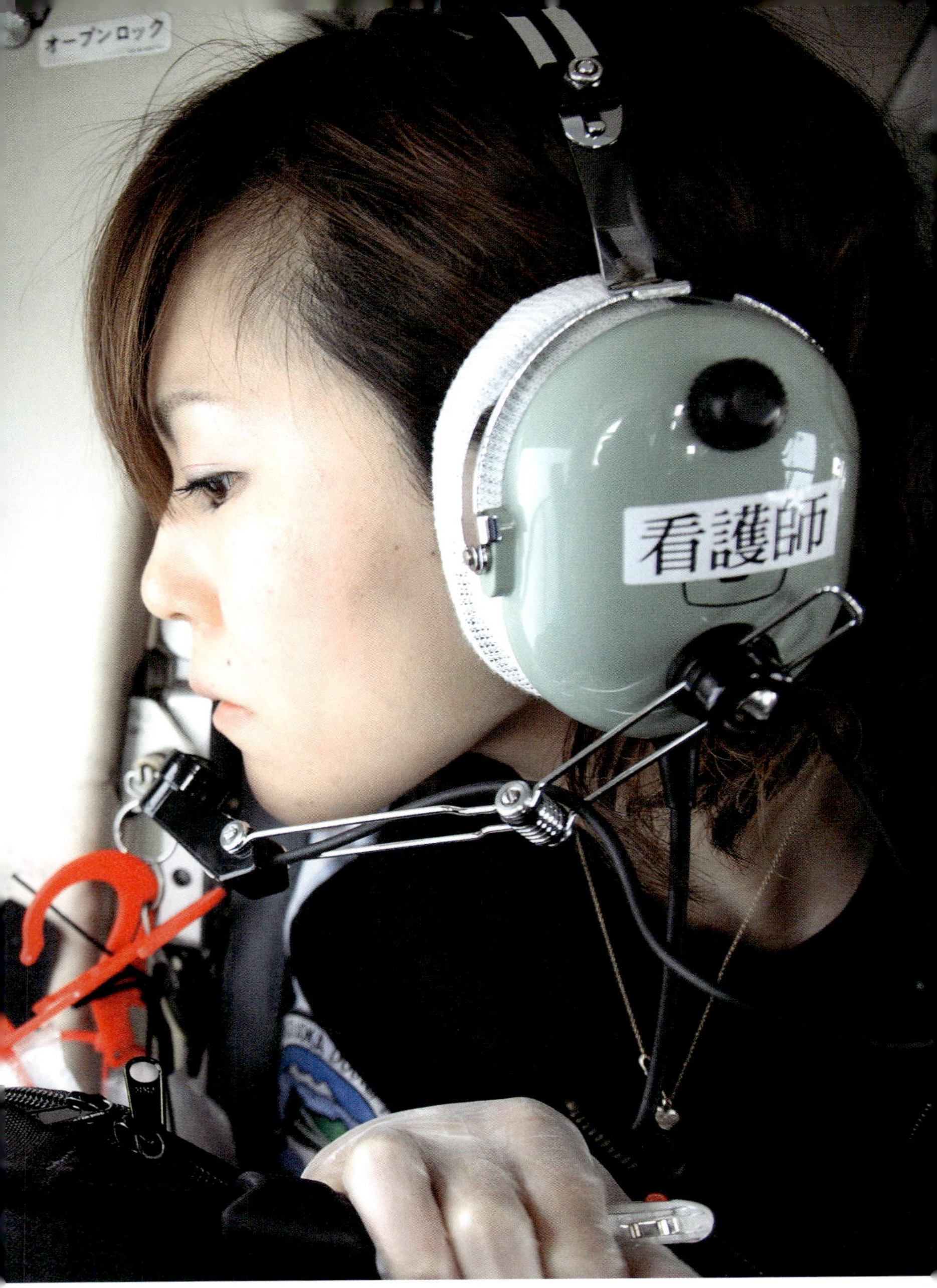
オープンロック
看護師

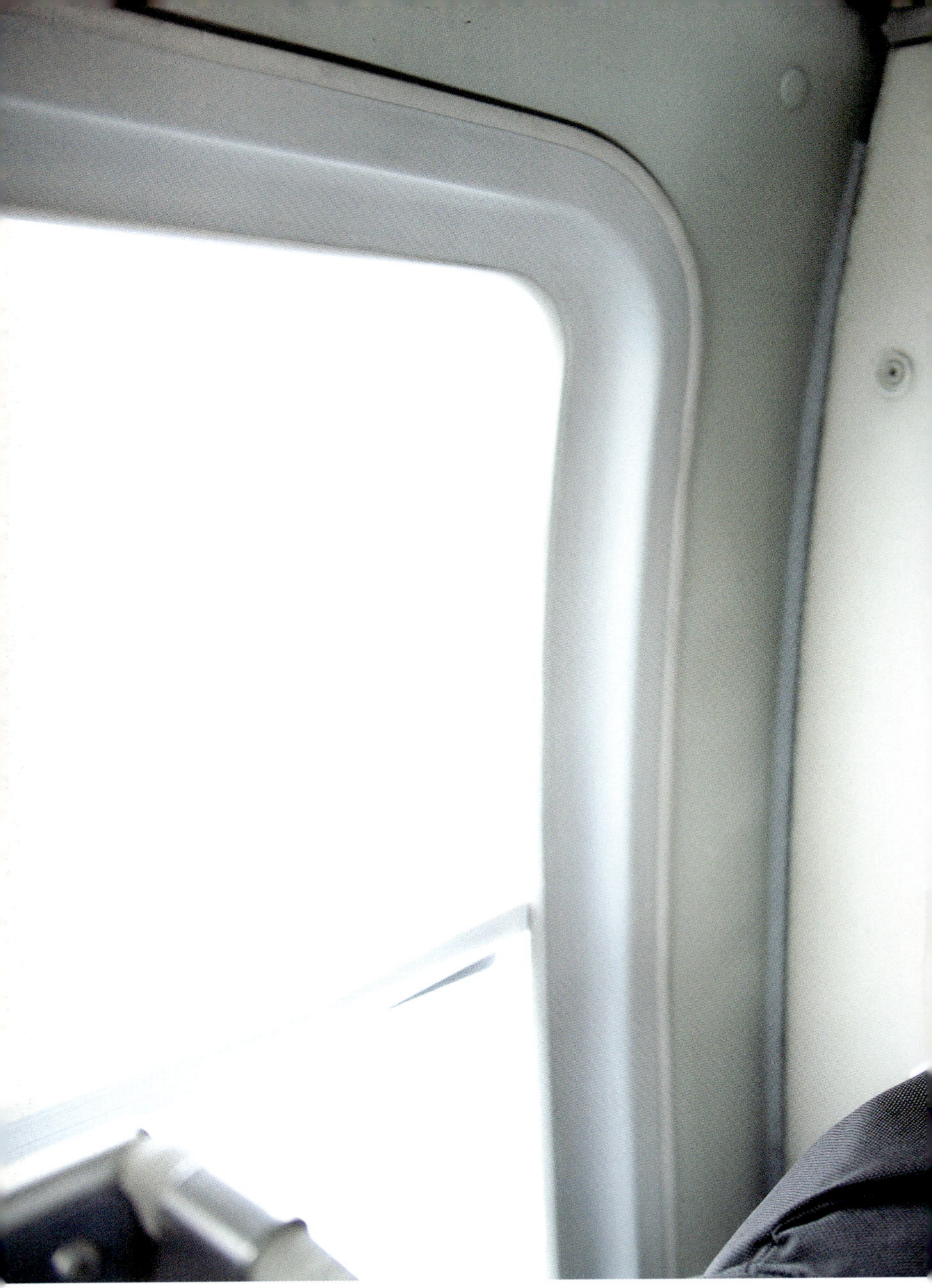

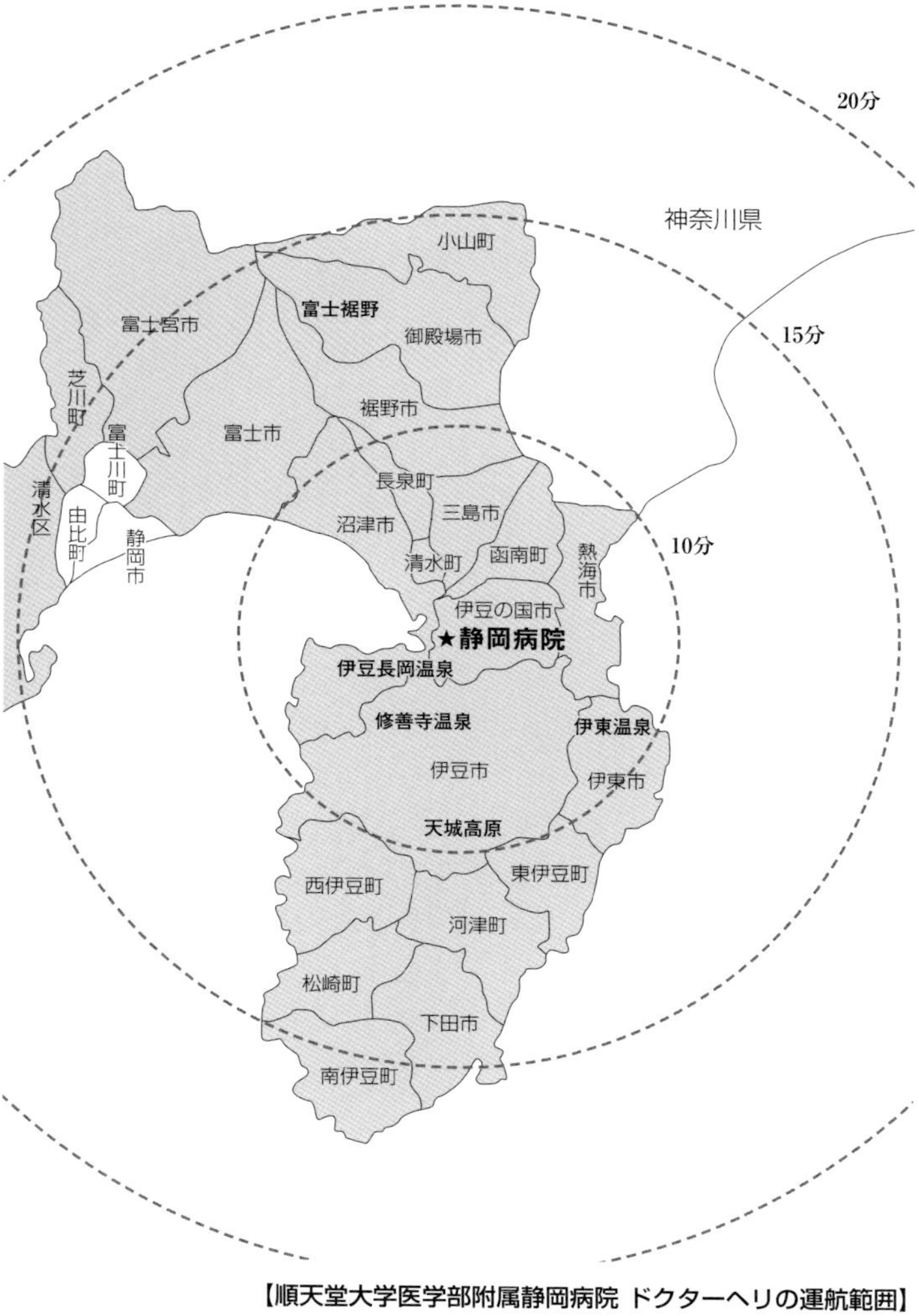

【順天堂大学医学部附属静岡病院 ドクターヘリの運航範囲】

プロローグ

二十四時間眠らない救急外来。特に忙しさを増す夕方の時間帯を迎え、ドクターやナースが白衣姿で慌《あわただ》しく患者さんの応対に追われるなか、私はひとり、真っ青なフライトスーツに身を包んでいました。

また近づいてくる救急車のサイレンの音。先ほど消防から連絡があった、七十代の男性患者さんに違いありません。

「自宅で倒れて、ご家族の方から救急要請がありました」

救急救命士から患者さんの発症状況や、脈拍、呼吸、血圧、体温等の「バイタルサイン」の記録を受け取り、それを医師に伝え終わったところで、腰につけた無線から声が聞こえてきました。

「ホットライン入電中、ホットライン入電中！　現場、御殿場《ごてんば》。交通外傷。至急対策室へ」

「了解」

「加藤さん、ホットライン入りました！　あとよろしくお願いします」

「いってらっしゃい、頑張って！」

先輩の加藤清美《かとうきよみ》さんに声をかけてから、救急外来のすぐ脇に設けられたヘリ運航対策室に駆け込みます。

「御殿場でトラックと歩行者の事故。傷病者は小学生男児らしい。意識ありません」

「了解しました」

対策室を飛び出し、屋上のヘリポートに通じるエレベータに乗り込んだところで、フライトドクターと落ち合いました。

「間に合ってくれよ……」

エレベータが開くと目の前には、ヘリポートへ続く屋外通路が延びています。空調の効いた院内とはうって変わり、木や土の匂いを含んでムッとする熱気と、蝉の大合唱が私たちを出迎えました。フライトスーツの下の肌にすぐ汗が噴き出し、ギラギラと照りつける西日が目に痛いほどです。

伊豆の山々を三六〇度見渡せる屋上に飛び出した瞬間、乗務前の緊張感が一気に高まります。

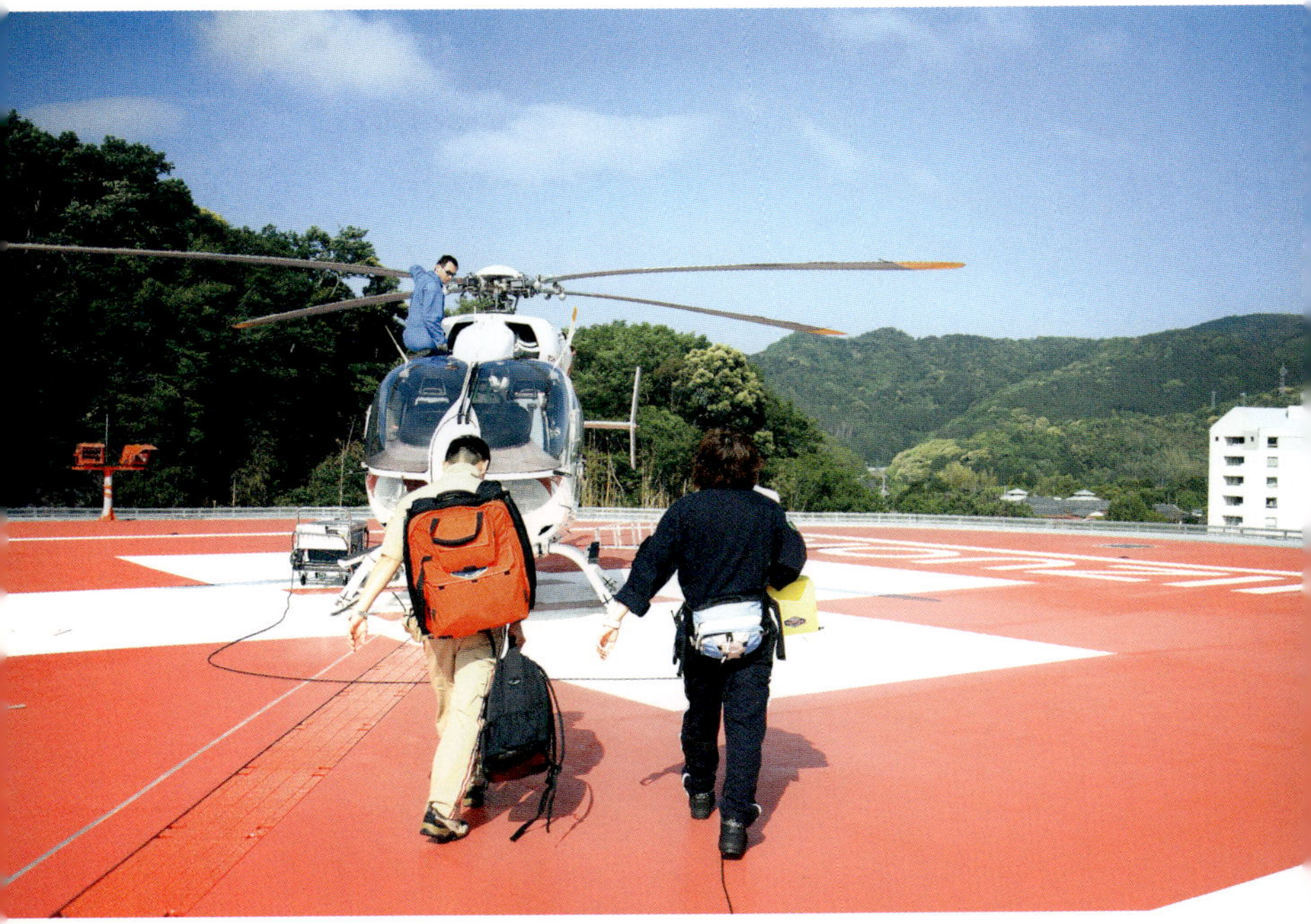

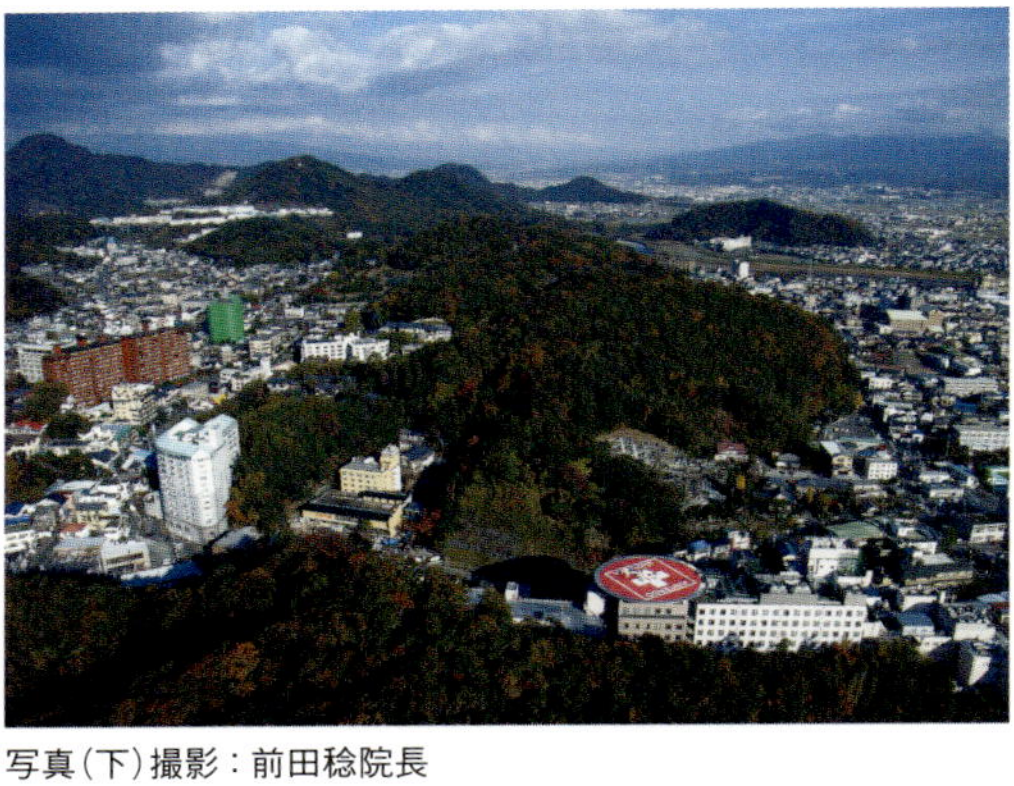

写真（下）撮影：前田稔院長

北面には小高い丘のような源氏山がこんもりと、豊かな緑をたたえています。ヘリポートの中央に丸く縁取られた鮮烈な赤とのコントラストが、なおいっそう息苦しさをあおりました。

真っ白なヘリは出発前の準備をすでに整え、凛とした姿で出動のときを待っていました。パイロットは操縦席に乗り込み、ドアの横では整備士が私たちを待っています。今この瞬間も、傷つき、助けが来るのを今か今かと待っている男の子がいる……。私とドクターは全力で駆け寄り、最後に乗り込んだ整備士がドアのハッチを閉めました。

「静岡東部ドクターヘリ、出動します！」

轟音《ごうおん》をあげながらゆっくりとローターが回りだします。空中にふわりと浮かんだヘリはそのまま右に旋回し、一直線に御殿場へと向かいました。


二〇〇五年、夏のことでした。

第1章 大丈夫ですからね

温暖な気候と豊かな温泉に恵まれた伊豆半島のつけ根にある、静岡県伊豆《しずおかけんいず》の国市《くにし》。その中心部の小さな街、伊豆長岡《いずながおか》は源氏ゆかりの地としても知られるのどかな温泉街です。

韮山《にらやま》、伊豆長岡、修善寺《しゅぜんじ》を結ぶ県道一二九号線を走ると、西側に源氏山公園が見えてきます。桜、アジサイなど四季折々の花で訪れる者をなごませるこの公園の隣に、小さな街に似合わないほど大きな病院が建っています。屋上にドクターヘリのヘリポートを備えたここ順天堂大学《じゅんてんどうだいがく》医学部附属静岡病院《いがくぶふぞくしずおかびょういん》で、私は「フライトナース」チームの一員として働いています。

とはいえ、通常は救命病棟で働く白衣姿の普通のナース。月に三、四日ほどの「ヘリ当番」の日だけ、凛々《りり》しいツナギ姿の「フライトナース」に変身するのです。

ドクターヘリとは、救命救急措置を必要とする患者さんに対応した医療機器を備えたヘリコプターのこと。フライトドクター、フライトナースと呼ばれる医師と看護師が搭乗し、空から現場へ直行します。ドクターヘリについての説明はのちほどきちんとするとして、まずは私がヘリ当番を務める、ある一日をご紹介したいと思います。

✚お茶を飲まない朝

ヘリ当番の日は、朝六時に起床します。もともと朝食はあまりとらないので、簡単に野菜ジ

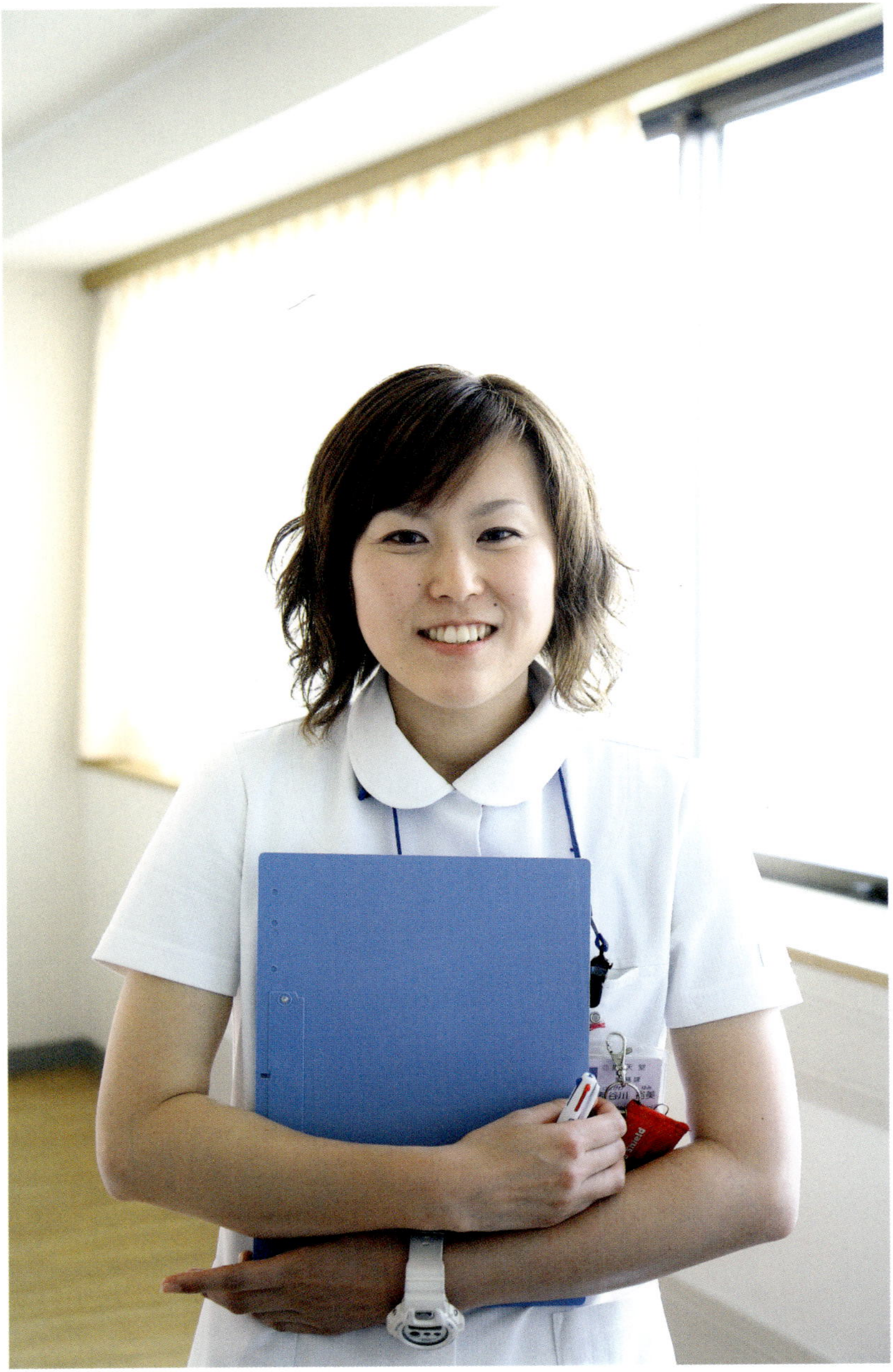

ュースなどを飲むことが多いです。紅茶や緑茶など、利尿作用が高い飲み物はなるべく取らないように気をつけています。なぜなら、ヘリ内にはトイレがないから。一刻を争う処置が求められる搬送中に、フライトナースが尿意を我慢して心ここにあらず……なんてことになったら大変。ある先輩はおなかの調子を気にして、ヘリ当番の前日にはお刺身や牛乳、消化の悪い焼肉などはいっさい口にしないと決めています。

「フライトナースになってから、日常生活でも消費期限が無性《むしょう》に気になって……」

と自らおっしゃるように、先輩の神経質ぶりは相当のもの。先日も、私が消費期限をたった一時間過ぎただけのコンビニおにぎりを食べようとしたら「長谷川《はせがわ》〜、それ危ないんじゃないの」と茶々を入れてきました。

「大丈夫ですよ、一時間ぐらい！　もったいない」

このときは通常の日勤だったので忠告を聞かずにむしゃむしゃとたいらげましたが、それぐらい、ヘリ当番のときは体調管理が第一なのです。自分の体調が万全でなければ、患者さんのお世話をすることはできませんから。

六時四十五分になったらマイカーで病院へ向かいます。今は、病院から車で三十分弱ほどの場所にひとり住まい。三島市《みしまし》にある実家にも、職場にもほどよい距離で気に入っています。車中では最近お気に入りの青山テルマの曲を聴きながら「今日は風が弱いからヘリは揺れなさそうだな」とか「ちょっと雲がかかってるけど、箱根《はこね》のほうは大丈夫かな」など、天候を確認します。

ヘリコプターは雨には意外と強いのですが、風と雲には注意が必要です。特に遠くの雲は予測不可能ですから「病院の空は晴れ渡っているのに、現場上空は雲がかかっていて飛べない」なんてこともあります。箱根や天城《あまぎ》方面は標高が高くて霧がかかりやすい地域。安全な運航ができるよう、パイロットや整備士の方々が常に現場上空の情報を確認してくれています。

七時十五分に病院到着。ヘリ当番の日の出勤時刻は八時と決まっていますが、その前にやらなければならないことが山ほどあります。当番の日に限らず、通常出勤の場合でも、決められた出勤時刻のおおよそ四十分から一時間前には着くようにしています。これはナースみんなの心構えです。

出勤したらすぐにヘリ運航対策室へ直行。棚に置いてあるたくさんのツナギから自分の体に合うサイズを選び、ロッカールームで着替えます。フライトスーツと呼ばれるこのツナギはフライトナース八人が共同で使用しており、自分専用のものはないんです。

着替えが終わって対策室に戻ると、もうCS《シーエス》さんと事務さんが仕事を始めていました。ホワ

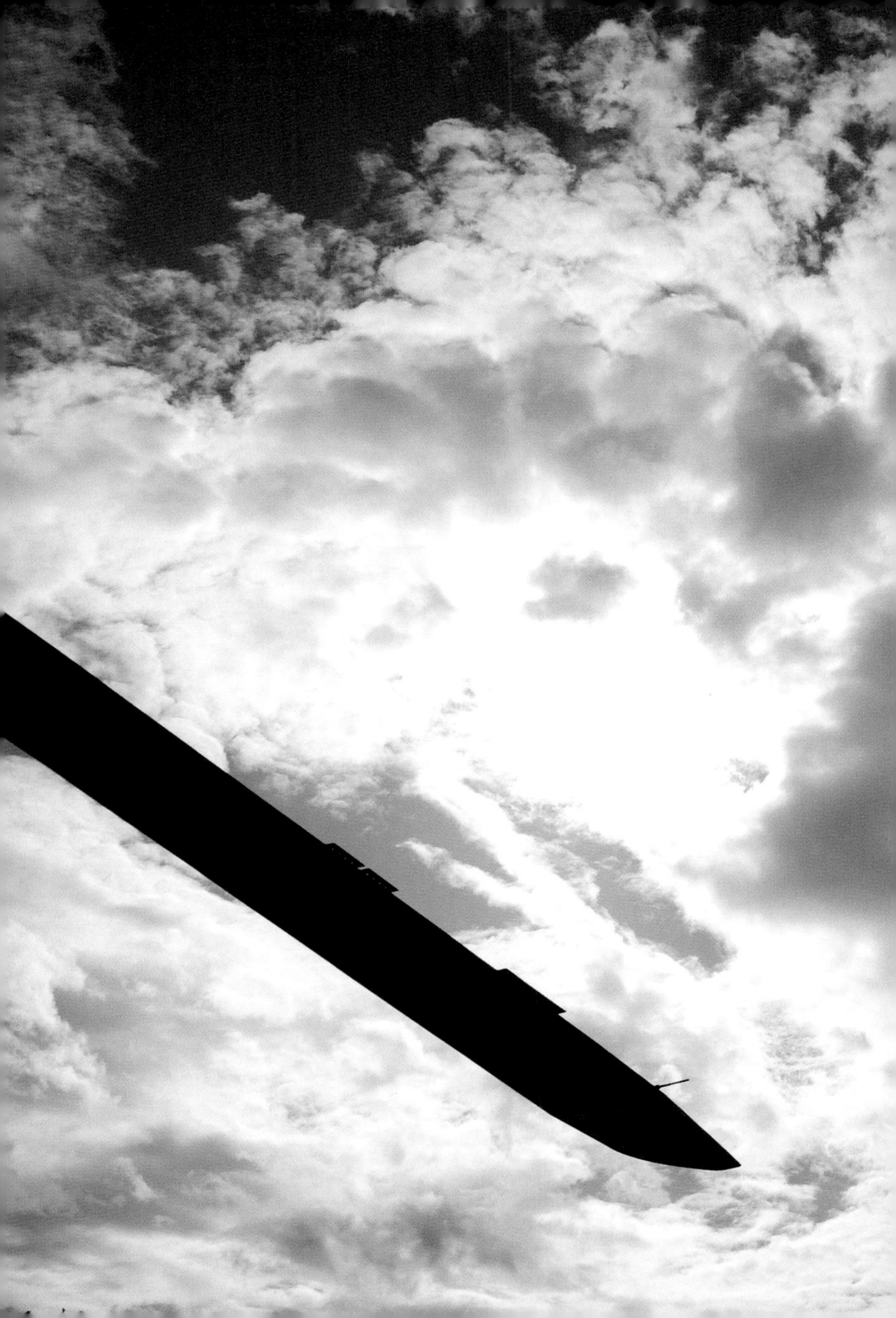

イトボードには「箱根×《バツ》」の文字が。

「おはようございます！　今、箱根飛べないんですね」

「うん、今日一日は無理かもしれないねー」

「おはよう、今日は長谷川さんか。よろしくね」

今日のCSは松本《まつもと》さん。事務は去年、二〇〇七年の十二月から新しく担当をしてくださっている森《もり》さんです。

CSとは「コミュニケーションスペシャリスト」の略。パイロットや整備士の方と同様、名古屋のヘリ運航会社「セントラルヘリコプターサービス」に所属しています。

消防署からヘリ出動要請の第一報（ホットライン）を受け取り、患者さんの症状、性別や年齢、さらに現場の正確な場所を確認して、短時間でその情報を私たちやパイロットさんに伝える役割なのですが、これは想像以上に大変なお仕事です。ヘリスタッフそれぞれの具体的な仕事内容については、またのちほど詳しく。

一方、対策室事務の森さんは、順天堂静岡病院の職員です。日中はCSさんとふたりでヘリ対策室にこもり、私たちをサポートしてくれています。消防からのホットラインの対応や、出動した日時や場所、患者さんの情報を記録に残したり、ヘリ訓練等の確認、付近の住民の方々への啓蒙活動の窓口なども一手に引き受けてくれています。患者さんの搬送を手伝っていただくこともありますし、仕事終わりには医療機器のかたづけも一緒に行います。トラブルが起きたときにも頼りになる存在です。

対策室に荷物を置いたら、すぐに救急外来へ向かいます。

順天堂静岡病院の救命センターは、一階の救急外来と三階の救急病棟に分かれています。救急外来はまさに、緊急の処置を必要とする急患の方が救急車やヘリで運ばれてくるところ。アメリカのドラマ『ER』さながらの世界です。ここで救急治療を受けたあと、入院が必要な方は病棟に移ります。

病棟はさらに集中治療室（ICU）、循環器疾患専門の集中治療室（CCU）、ある程度病状の落ち着いた患者さんが過ごす「3C病棟」の三つに分かれます。私は通常の日はこの3C病棟で勤務していますが、ヘリ当番の日は出動時に備え、持ち場を離れて救急外来で仕事をします。

この救急外来で、ヘリ内で使用する点滴や薬を準備し、自分が身につけるウエストポーチの点検をします。

ドクターバッグには呼吸管理の道具や薬など、現場でドクターが診察時に使用する医療器具が入っています。朝や再出動前に、必要なものがきちんと揃っているかを確認するのはフライ

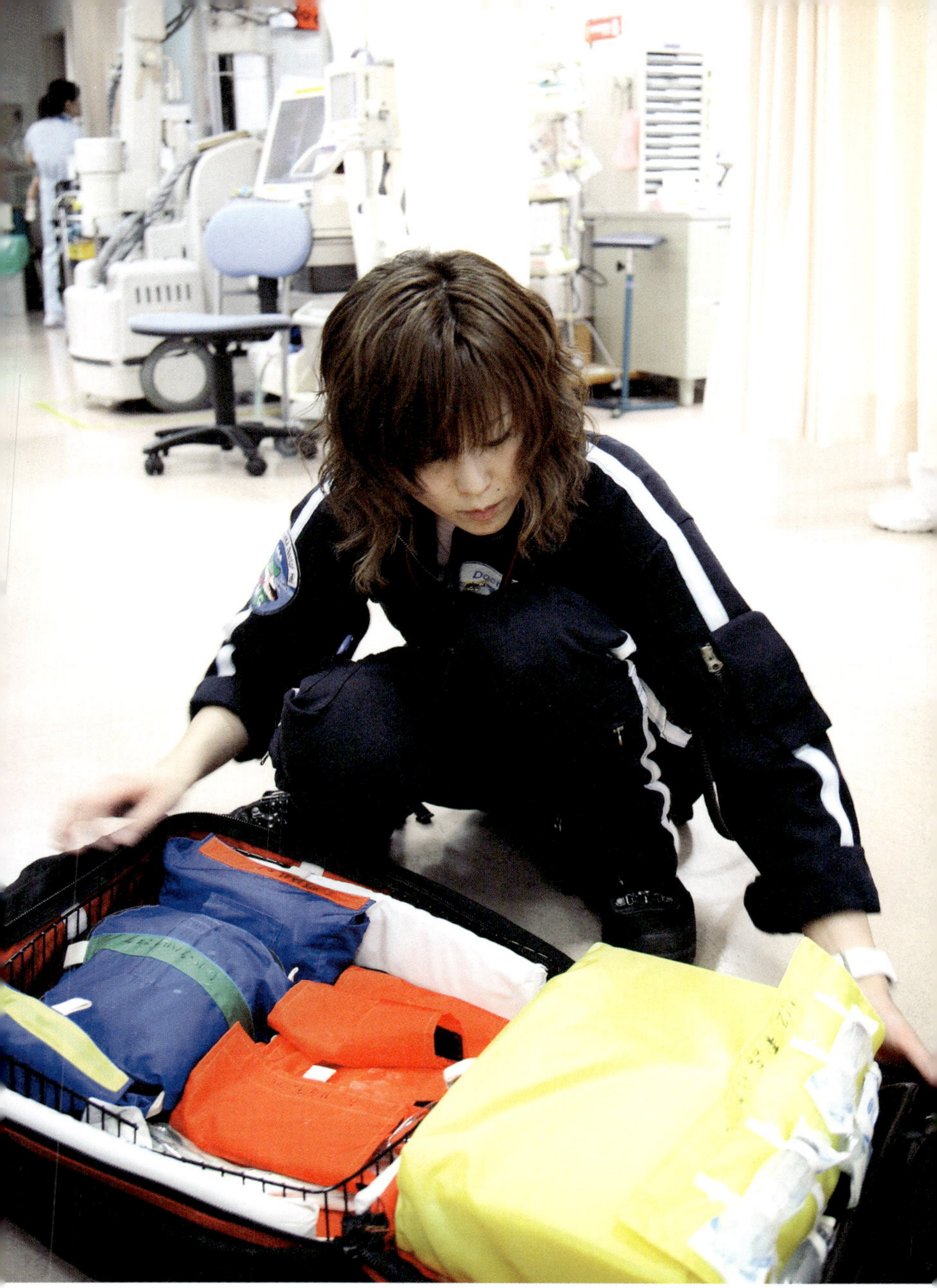

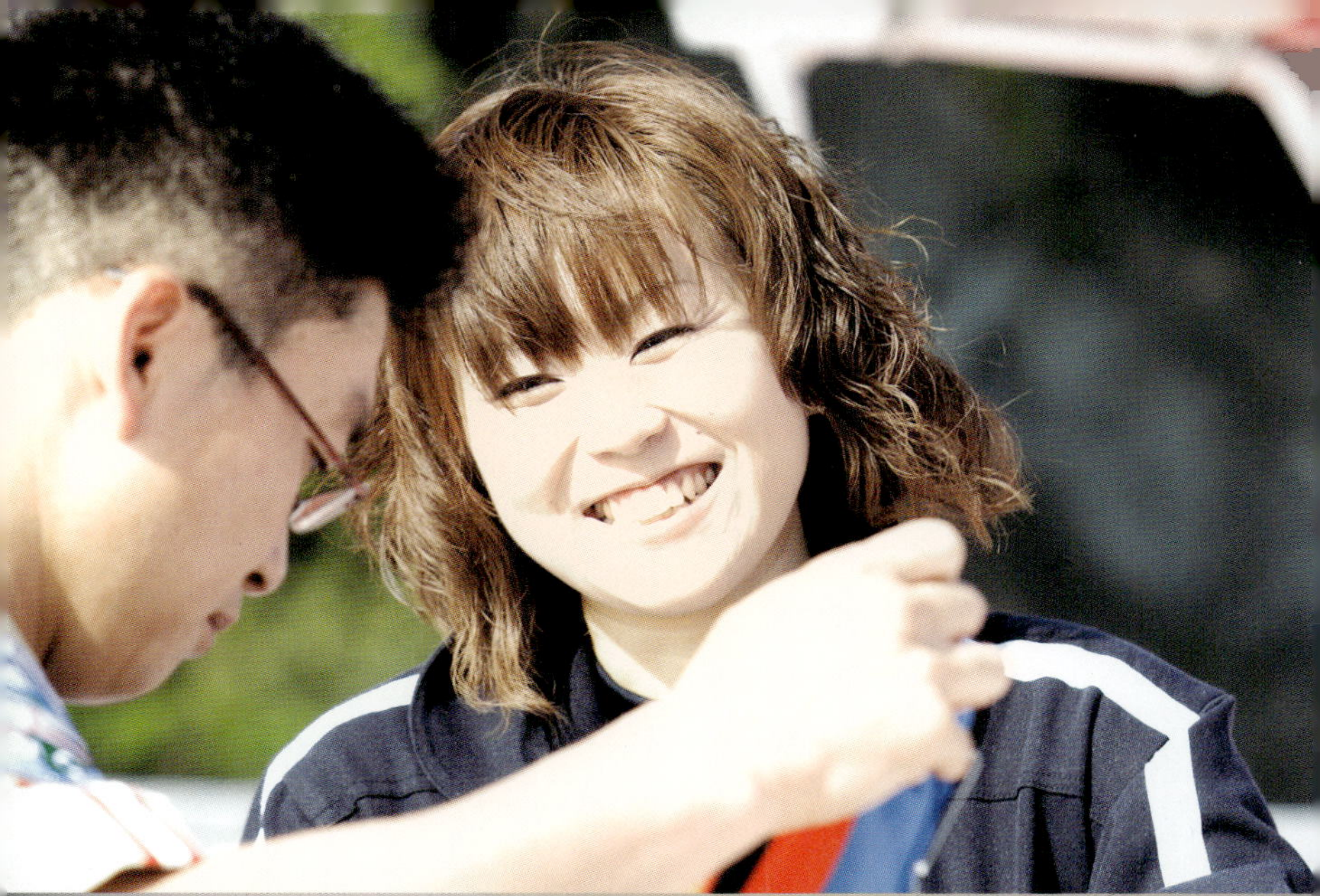

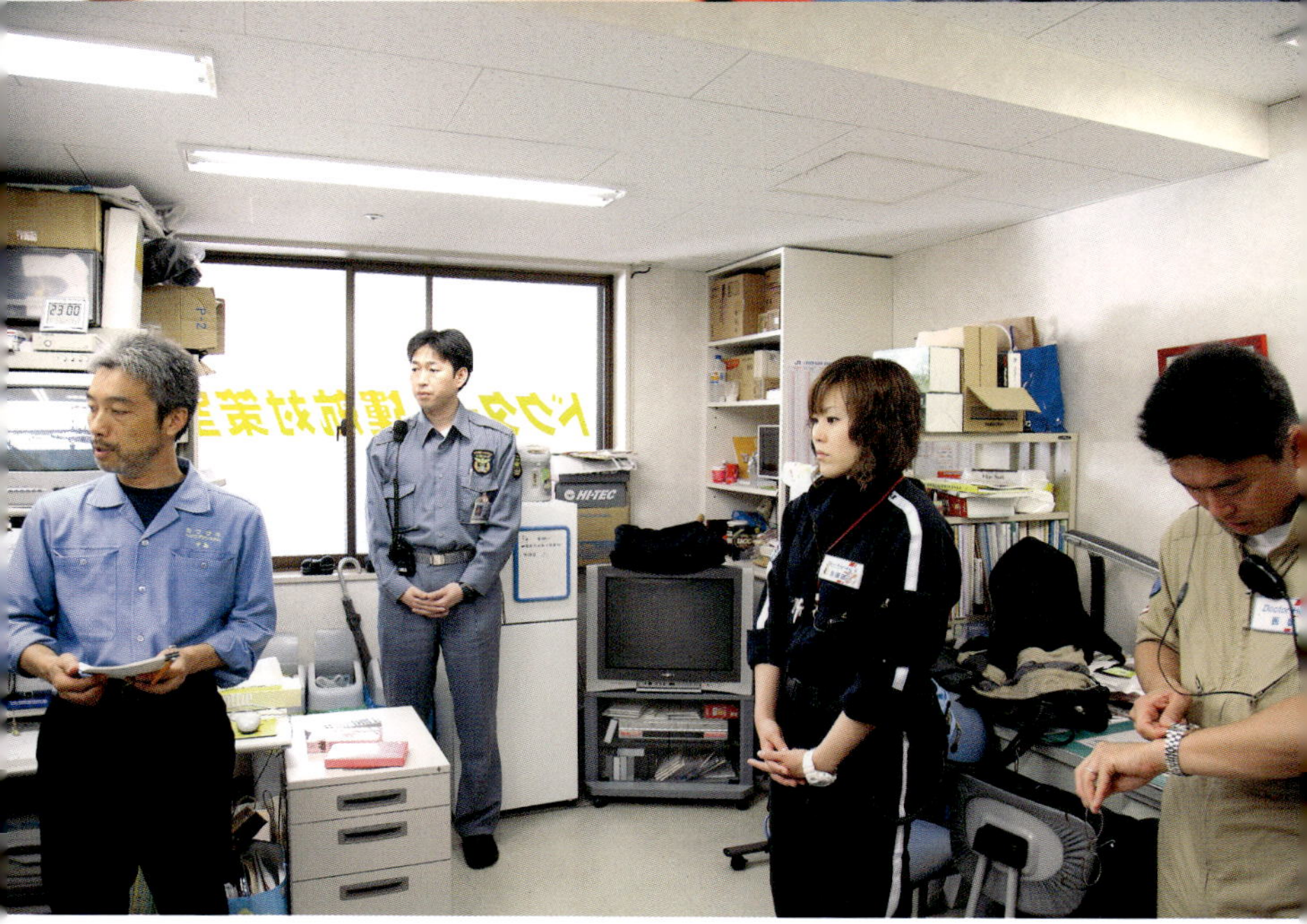
HI-TEC

トナースの仕事です。

一方、フライトナース用のウエストポーチには、点滴の管やガーゼを固定するテープ、消毒用のアルコール綿、血管を確保するのに必要な駆血帯《くけつたい》、針、体温計などが入っています。駆血帯はゴムチューブ素材で、よくウエストポーチの横につけておく人が多いのですが、私は必ず中にしまっておきます。というのも私、フライトナースのメンバーでたぶんいちばんの落とし物・忘れ物女王なんです……。他人と比べて、断然おっちょこちょいで慌て者なだけに、慎重すぎるぐらいがちょうどいいようです。

✚「感明いかがですか?」

八時ちょうど、ヘリスタッフが対策室に集まりミーティングを行います。参加者はフライトドクター、フライトナース、CSさん、事務さんに警備の方を加えた五人です。この間も、屋上ではパイロットさんと整備士さんによるヘリ点検が行われています。

ミーティングでは本日の天気、日没の時間、ヘリ訓練の有無など事務的事項が伝えられます。ヘリの稼働時間は、基本的に朝八時半から十七時までと決まっていますが、要請があれば時間外でも飛ぶことはあります。朝は七時半前後からスタッフが出勤していますので、出勤と同時に要請がかかった場合は、天候さえ大丈夫であれば時間外でもすぐ出動します。また、夕方は「待機終了」の声がかかったあとにすぐ要請が来ることも意外と多いのです。日没以降は目視《もくし》操縦ができないので飛ぶことはできませんが、要請地域までのフライト時間と現地滞在時間を換算し、日没までフライト可能と判断した場合は出動します。

ミーティングが終わった八時十分頃に、ドクターバッグを持って屋上のヘリポートに行きます。あらかじめヘリに積み込んでおくのです。

「おはようございます！」

「おはよう。今日もよろしくねー」

今日のパイロットは午前中が稲山《いなやま》さん、午後は三浦《みうら》さんに交代します。稲山さんは、最新型ドクターヘリ「ＢＫ１１７」型の飛行時間が千四百時間にも及ぶ超ベテラン。日本人パイロットでは珍しく、アメリカでのドクターヘリ同乗訓練も受けている、まさにエキスパートです。三浦さんも、海上自衛隊航空部隊など豊富なキャリアの持ち主です。

整備士は藤本《ふじもと》さん。ドクターヘリにおいて、整備士さんの役割はとても重要です。医師と看護師がひとりずついるだけの緊急現場で、私たちフライトナースがついつい頼りにしてしまうのが、一緒に現場に駆けつけることができる整備士の方たちなのです。

ヘリ内にドクターバッグを置いたら、エコー（超音波検査器）や心電図モニターなどの医療機器類が正常に作動するかどうか、充電されているかなどの点検を行います。

交通事故や、患者さんがケガをしている場合に持ち出す「外傷バッグ」と、小児患者に対応した小さめの医療器具が入った「小児バッグ」の中身も確認し、最後に、一階の対策室にいるＣＳさんと、無線が通じるかどうかテストします

「順天堂静岡、こちらドクターヘリ伊豆１。感明《かんめい》いかがですか」

「ドクターヘリ伊豆２、こちら順天堂静岡。感明良好です」

「そちらの感明も良好です」

感明とは無線用語で、いわゆる「感度」のこと。音声が鮮明にやり取りできることが確認できたら、準備はＯＫ。これでいつでも飛び立てます。

✚無線が鳴った

時刻は八時半。これから「待機」に入ります。消防からホットラインが入り実際に出動するまでの時間は、救急外来で勤務しながら要請に備えます。

救急外来には、四つの処置室と五つのベッド（うちひとつは子供用）、四つのストレッチャー

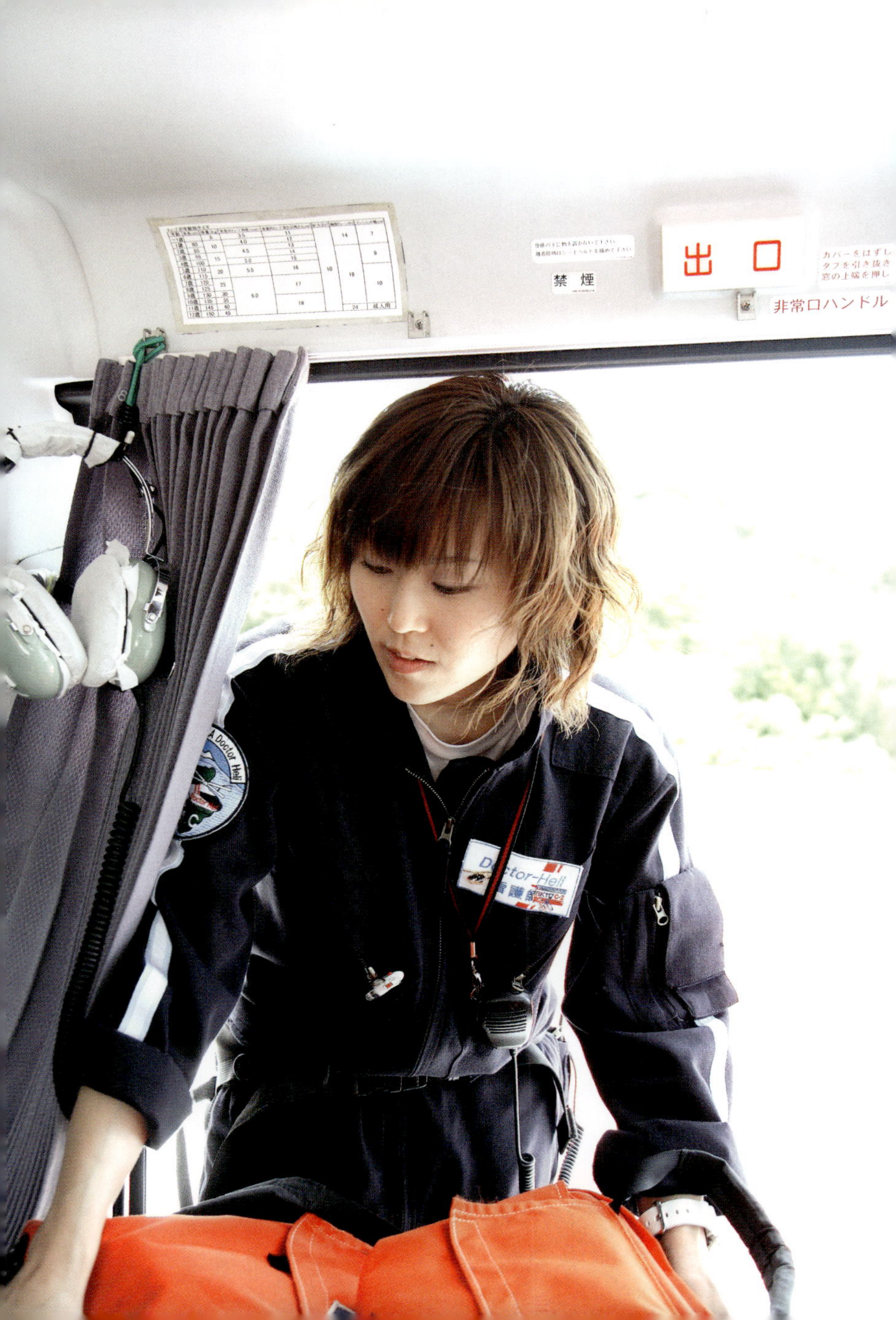
出口
禁煙
非常口ハンドル
Doctor-Heli

に個室ふたつと、合わせて十五のベッドがあります。救急外来に運ばれてきた患者さんはここで診察を受け、検査室へ行く方、手術室へ行く方、入院のため救急病棟へ移る方、症状が軽く帰宅される方などに分かれます。

「野村《のむら》くん、おはよう」

「あ、おはよう。今日は土曜日だから救外《きゅうがい》混むだろうね」

救急外来所属の野村昌夫《のむらまさお》くんはフライトナースチームではいちばんの新顔ですが、他病院での経験を含めると、救命救急の現場ですでに五年のキャリアを積んでいます。救急車のイラストが描かれたTシャツを着てきたり、一説には「救急車マニア?」という噂もありますが、自作のドクターヘリフライト日記を作成するなど、メンバーが一目置《いちもく》く努力家です。

夜間から早朝に運ばれてきた患者さんたちで、十五床ある救急外来のベッドは今日もいっぱい。症状が落ち着いた方から順に救命病棟に移っていただかなくては、とても間に合いません。一般病院が閉まっている時間帯は特に、二十四時間営業(?)の救急病院に患者さんが集中するのです。記録を見ると、クループ(急性喉頭蓋炎)を起こした二歳の女児から、慢性硬膜下血腫《こうまくかけっしゅ》で意識障害を起こした九十二歳のおばあさんまで、昨晩から今朝にかけて二十人以上の患者さんが運び込まれていました。

外来にいる患者さんの症状を確認しているうち「ピーポーピーポー」と救急車の大きなサイレンの音が近づいてきました。救急外来入口のすぐ外が救急車専用の駐車スペースになっており、即座に患者さんを運び込める造りになっています。素早く外に飛び出し、救急隊員を出迎えます。

「交通外傷です。横断歩道を歩行中、右後方から乗用車が突っ込んできたようです。左大腿腫《だいたいしゅ》脹《ちょう》を認め、骨折の所見が見られます」

五十代の男性が、苦しそうな表情でストレッチャーに横たわっています。

「病院に着きましたよ！　お名前は言えますか？」

ゆっくりではあるものの、受け応えはある程度できるようです。すぐに患部をレントゲン撮影するよう、ドクターから指示がありました。診察中に、血液検査や心電図モニターの準備もしておきます。

「左大腿骨の転子部《てんしぶ》骨折だな」

大腿骨を骨折した場合、その八割は牽引《けんいん》処置を行わなければなりません。骨を正しい位置に戻すため、患部に針金を入れるのです。

そのとき、腰につけた無線が鳴りました。

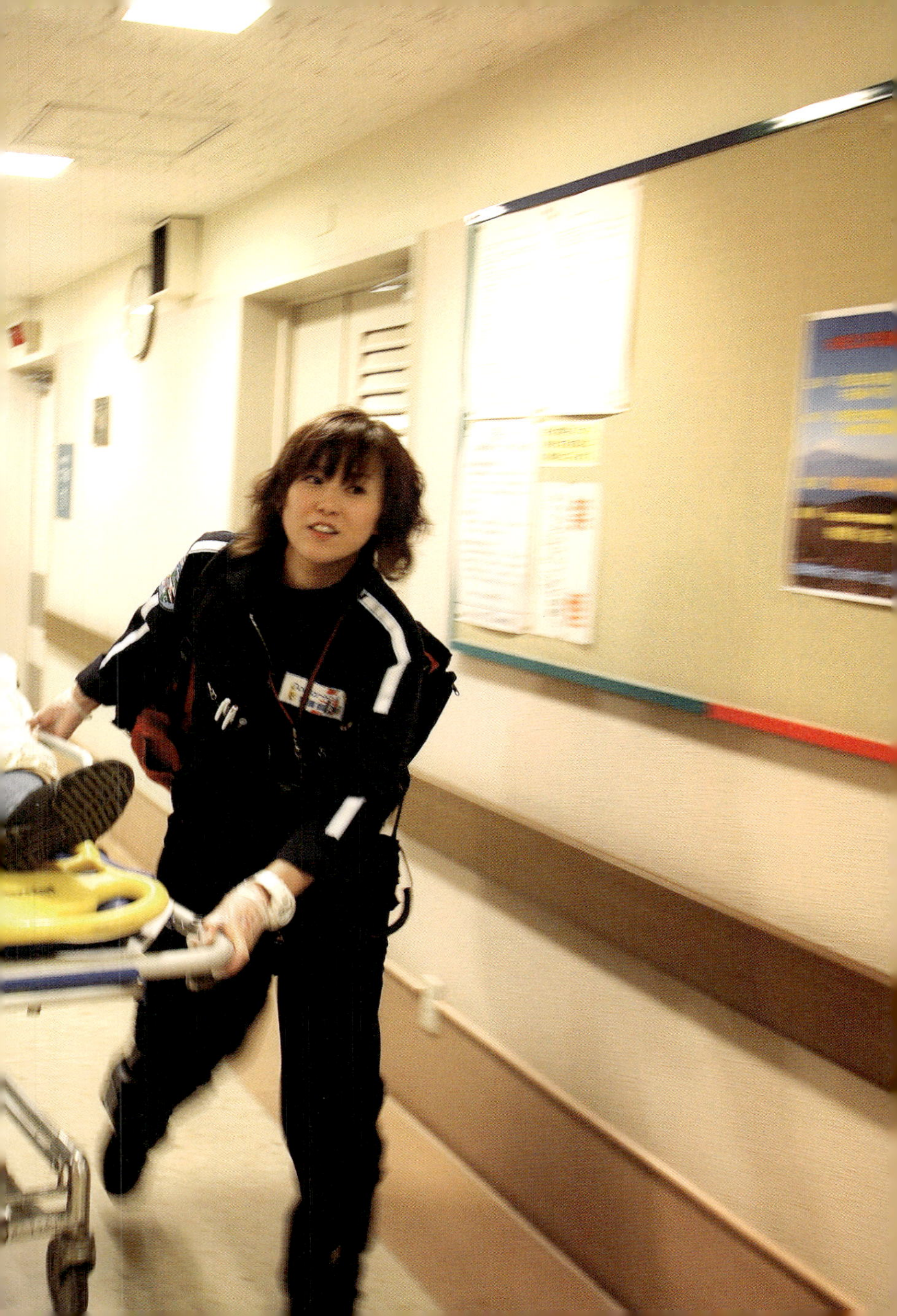

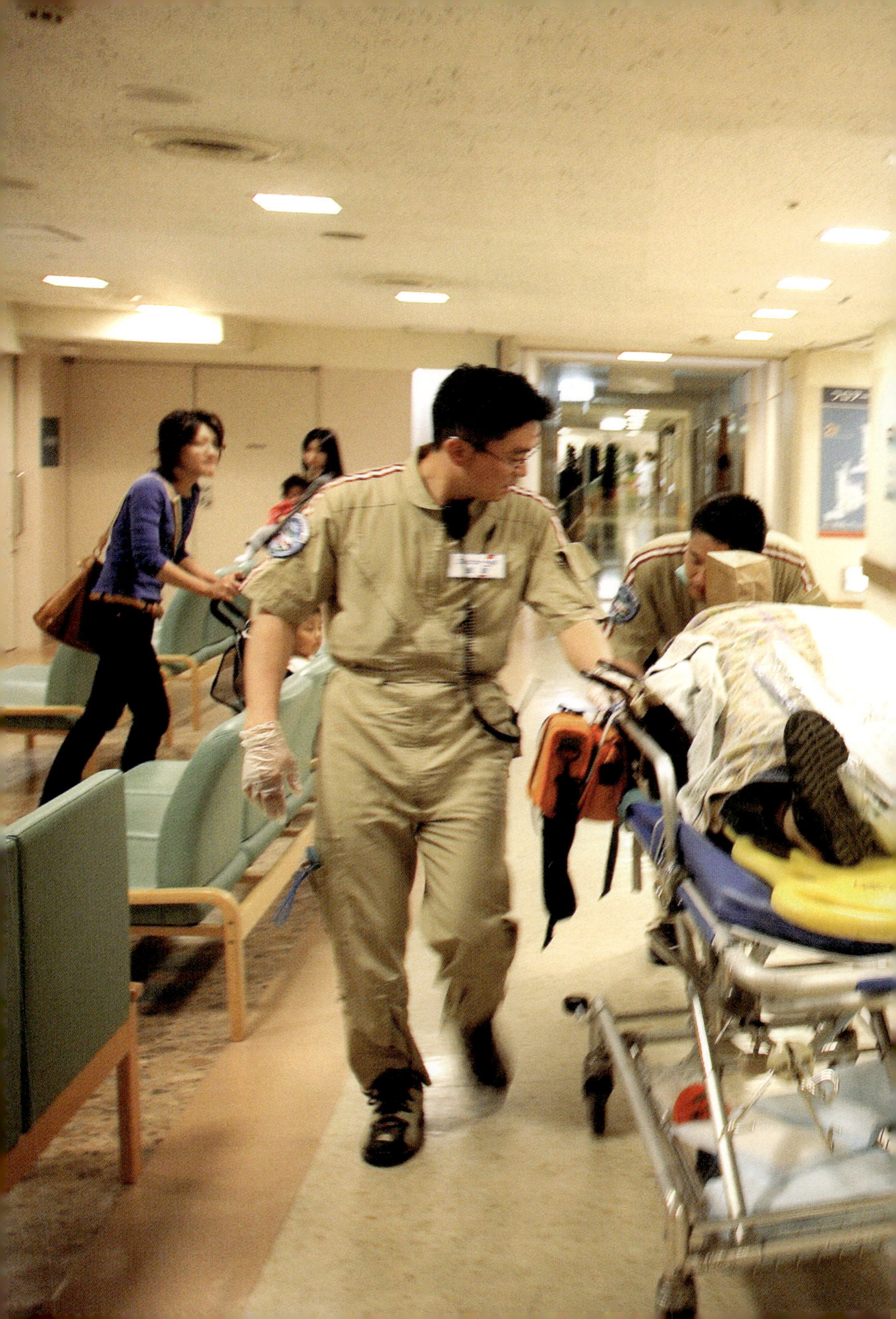

「ホットライン入電中、ホットライン入電中。現場、御殿場」

「了解です！」

ドクターヘリの要請が入りました。無線の声はそばにいた野村くんにも聞こえています。

「いってらっしゃい、頑張って！」

「よろしく！」

あとを任せ、運航対策室に飛び込みました。

「御殿場の個人病院から直接連絡。八十代の男性に、心不全の所見が見られます。五日前ぐらいから少し具合が悪いことを自覚していて、だんだんひどくなったから近くの個人病院に行ったらしい。だけどそこではこれ以上処置のしようがない、と」

「わかりました」

御殿場から順天堂静岡病院のある伊豆長岡までは車だと一時間以上かかりますが、ヘリだと十五分前後です。急を要する患者さんなのでしょう。救急車では間に合わないということです。

ヘリポートに向かうエレベータの前で、今日のヘリ当番であるフライトドクター、諏訪《すわ》先生と落ち合いました。待機中は循環器病棟で通常勤務をしていた諏訪先生も、私と同様、無線でホットラインの連絡を受けたのです。

「御殿場だって？　詳しいこと教えてくれ」

ヘリポートでは、すでにパイロットの稲山さんが操縦席に乗り込み、整備士の藤本さんはその横で私たちを待っています。ヘリに駆け寄り、素早く乗り込みました。安全確認をした藤本さんが最後に乗り込み、扉のハッチを閉めます。

十時二十三分、四人を乗せたヘリが飛び立ちました。ホットラインが入ってからこの間、約二分です。

✚轟音のなか、冷静に準備を

ヘリ内はものすごい轟音《ごうおん》のため、肉声では会話ができません。ヘッドホンとマイクのついた「ヘッドセット」と呼ばれるヘッドホンを全員がかぶり、口元についたマイクで会話をします。

「酸素とモニターの準備をしておきます」

到着までのあいだ、要請先から対策室に刻々と入る情報は、医事無線を通じてヘリ内クルー全体に伝達されます。情報が常に新しいものに変更されるので、それを頼りに治療に必要になりそうな機器や薬を確認します。

「ドクターヘリ伊豆2、こちら順天堂静岡です。患者情報を送ります。意識レベルＪＣＳ1桁《ひとけた》、

脈拍一一〇、呼吸三〇、血圧二〇二の一〇二、体温三十七度二分、以上です」

「了解」

患者さんの症状やバイタルサインを記録したり、ドクターと打ち合わせをしているうちに時間はあっという間に過ぎていきます。

「あと二分で着陸します！」

ランデブーポイントに指定されている公園「パレット御殿場」の駐車場が見えてきました。ヘリは降下を始めます。

下を見ると、着陸をサポートしてくださる支援隊の消防車は到着しているようですが、向こうの病院から来るはずの救急車の姿は、まだないようです。

クルー全員で空から、地上からは消防隊員が着陸地点の安全確認をします。ドクターは医療器具がぎっしり詰まった約六キロのドクターバッグを携え、降り立つ準備を始めました。

ヘリがゆっくりと地上に近づきます。ローターが起こす猛風に、周辺の草が激しくなびいています。しばらくして、ヘリの機体から伸びた左右の脚が、しっかりと地面をとらえました。ローターが回っているうちに降りられるのは整備士さんだけ。周囲の安全を確認し、ローターが確実に止まったという合図が出たところでドクターと外に飛び出します。

サイレン音が近づいてくるのがわかりました。患者さんを乗せた救急車が、ヘリ着陸三分後に到着しました。

「看護師の長谷川です！　これからヘリで病院に行きますからね」

ドクターヘリが出動する現場にいる患者さんは、意識がないか、あっても朦朧《もうろう》とした状態であったり、もしくはパニックを起こしそうなほどの苦痛に耐えている重症の方がほとんどです。フライトスーツに身を包んだ見慣れぬ姿とはいえ、医師とナースが来たことを知らせ、少しでも患者さんに安心してもらえるよう、現場では最初に必ず名前を名乗ることにしています。

「お医者さんが来ましたからね。もうちょっと頑張ってね！」

救急隊員が患者さんに呼びかけます。地元医院の医師による処置のおかげで症状は思ったよりも安定しており、まずはほっと胸を撫でおろしました。

しかし、急性心不全を起こしているのには変わりありません。心機能低下により循環不全が起こっている状態なので、一刻も早く病院へ運び、専門的な処置をする必要があります。ご高齢なので、急に容態が変化することも考えられます。

救急隊員の方の話によるとこの八十代の男性は、三日ほど前から、体を動かすたびに息苦しさを感じていたそうです。最初は「ちょっと疲れているだけ」と思っていたのが日に日にひどくなり、今日になって「これはおかしい」と異常を感じたご家族が、心配して近所の病院へ連れて行かれたとのことでした。そこでこの男性は心不全と診断され、専門的治療が必要と判断されたのです。

フライトドクターが携帯電話で、患者さんの情報を救急外来当番のドクターに伝えています。着いたらすぐに処置ができるよう、準備を整えておいてもらうためです。

「今からヘリコプターで、病院に行きます。大丈夫ですからね」

心配そうに付き添っている息子さんに声をかけました。

「よし、行くぞ！」

救急救命士の方に手伝ってもらいながら、ストレッチャーに乗った患者さんをヘリまで運びます。私は患者さんにつながっている点滴を掲げながら、急ぎ足で併走しました。後部ドアを開け、ストレッチャーをヘリ内部に固定します。

ヘリの定員は七名です。パイロット、整備士、フライトドクター、フライトナース、患者さん、付き添いの方ひとりが乗ると、それだけでもう六名。たまにドクターがふたり搭乗することもありますので、余裕はありません。

「ではお願いします！」

救急隊と消防隊の方々が見守るなか、ヘリは猛烈な風を巻き起こしながら宙に浮かび、順天堂静岡病院を目指します。

「こちら静岡東部ドクターヘリ。十時五十一分、離陸します」

「了解」

対策室で待つ救急外来当番のドクターに、無線で到着時刻の目安や患者さんの症状を伝えます。情報を受け取ったドクターは救急外来にその情報を伝えて受け入れの準備を整えます。そうすることで、ヘリから救急外来への引継ぎをスピーディにするのです。

✚電話後四十分でベッドに

上空では患者さんに酸素投与を行いながら、ご家族に患者さんの詳しい症状を尋ねました。私たちが到着する前はどんな状態だったか。何時頃に症状が出たのか。最後にとった食事はいつか。今日飲んだ薬は何か。これまでにかかった大きな病気は。食べ物や薬にアレルギーはあるか……。

「気分悪くないですか?」

さほど風が強くない状態でも、ヘリは揺れます。乗り慣れない人は酔いやすいので、付き添いの方の状態にも気を配らなければなりません。

「あと二分で到着します」

ヘッドセットから、藤本さんの声が聞こえました。外を見ると、鮮やかな赤色に塗られた屋上のヘリポートが丸い顔を覗かせています。

「もうすぐですからね！」

患者さんに声をかけました。空中で一瞬ヘリが止まり、ゆっくりと降下していきます。着陸するとまず整備士の藤本さんが飛び出し、モーターが確実に止まった時点でヘリの扉を開けてくれました。

「着きましたよ！」

ヘリポートにストレッチャーを降ろし、急いで救急外来へ向かいます。一刻も早く患者さんを救急外来へ送るため、警備員の方が一階に通じるエレベータを止めて待ってくれていました。

「到着しました！」

救急外来に着くとまず、ヘリ内での患者さんの様子や、行った処置の内容などをドクター、あるいはナースに報告します。ホットラインが入って四十分足らず、三〇キロ以上離れた御殿場の患者さんは、もう伊豆長岡の救急外来のベッドの上にいました。

患者さんにはこのあとすぐに心臓の超音波検査、心電図、レントゲンなど詳細な検査を行います。患者さんの処置を見届けたあと、私は再び救急外来業務に戻りました。

✚絶え間ない事故連絡

患者さんの出入りが一瞬途切れたので、今のうちに野村くんと対策室で昼食をとることにしました。

昼食といっても、ヨーグルトやインスタント麺などをささっと食べておしまいです。患者さんは次々と搬送されてきますし、私の場合はおなかがいっぱいになったら眠くなっちゃうのでこれぐらいでちょうどいいんです。

「さっきヘリで運ばれてきたおじいさん、症状落ち着いたみたいだね」

「あきらかに第三次救急の症例(自治体の省令で定める重篤な症状を指します)だから心配したんだけど、御殿場の病院で早めに対処してくれてたから、よかった」

ナース専用の休憩室はあるのですが、昼食をとるときなどはヘリ対策室で時間を過ごすことが多いです。ホットラインのあるなしにかかわらず、ずっと消防と無線がつながっているので、伊豆周辺でどんな救急要請が入っているかが把握できるからです。

「ジー、ジー、下田……、プツッ、軽自動車とバイクの事故、ジー、えー四十代女性が……右足負傷」

八畳あるかないかほどの対策室の中に、無線の音が響きます。

「今日は事故が多そうだね」

「春休みで、しかも土曜日。いいお天気だしね」

対策室で過ごす理由は、無線が聞けるからというだけではありません。ヘリスタッフは本当にみんな仲がいいので、ＣＳさんや事務さんのいる対策室についつい足が向いてしまうんです。

「長谷川さん、おしゃべりしないで早く食べないとまた春雨ヌードルのびるよー」

「そうそう！　こないだもお湯注いだとたんにホットラインが来たんですよ。戻ってきたときには麺が全部スープを吸っちゃってて、無残《むざん》な姿になってましたよね」

張り詰めた空気のなか、短時間のたわいないおしゃべりが私たちの心をほぐしてくれます。

お昼休憩はいつも十五分取れればいいほう。この日も食べ終わるのと同時に、救急外来に連絡が入りました。

ヘリの出動要請は、消防署から対策室の専用電話回線に直接電話で連絡が入り、ＣＳさんがまず対応します。これを「ホットライン」と呼びます。

一方、救急車の受け入れ要請は救急外来担当のドクターが持つ救急専用PHSに直接入ります。患者さんの情報や受け入れの可否などを、消防署とドクターが直接やり取りするのです。

「田方《たがた》消防からだった。八十代女性。家族で外食中、後頭部の痛みを訴えて突然倒れたらしい。五分ほどで到着するから」

いくつかの原因が考えられますが、そのなかでもいちばん恐いのはクモ膜下出血です。救急外来で受け入れの準備を進めるうちに、救急車のサイレンの音が近づいてきました。

「ペルジピン投与して！」

血圧が二〇〇台にまで上がっていました。血圧を下げる薬をすみやかに投与し、ドクターの診察後はすぐにMR検査とCT検査にお連れしました。

この女性は検査の結果、最悪の状況には陥っていないことがわかりました。異常な血圧の上昇が頭痛を引き起こし、一時的に意識を失わせたのです。ご家族の安堵《あんど》する姿を見て、私もほっとしました。

✚「現場、下田！」

お昼過ぎ頃から、患者さんの数は一気に増えました。伊豆半島には当院より南に救命救急センターはなく、すべての診療科を二十四時間受診できる病院はありません。今日のような土日もほとんどの医療機関が休診のため、自家用車やタクシーで救急外来を訪れる方が多いのです。

ウイルス性気管支炎にかかった一カ月の赤ちゃん。腹痛を起こして、はるばる御殿場からご自分で車を運転していらした七十代男性。風邪をひいて熱が下がらず、のどの痛みを訴える十九歳の女性、出血が見られる妊婦さん……。

救急外来に運び込まれた患者さんのうち、重症の方は救命救急センターに入院しますが、症状が軽快した方はその日のうちに帰宅できます。土日は患者さんの数そのものは多いものの、ほぼ半数の患者さんが軽症といえるでしょう。

カーテンで仕切られた四つの処置室コーナーのひとつでは、後頭部を打って少量の出血が見られる一歳の男の子が、親御《おやご》さんに連れられてきました。

「ちょっと目を離したすきに後頭部をぶつけてしまって。血がいっぱい出ていたんです……」

頭の皮膚はとても薄いうえに栄養血管と毛細血管が多いので、軽いケガでもたくさん出血してしまいます。そのため、周りの人が驚いて救急車を呼ぶというケースも多いのです。

幸い、深い傷ではなかったので縫合《ほうごう》する必要もありませんでした。ドクターの指示で塗り薬を処方しようとしていると、救急車がやってきました。朝八時から数えて六台目です。

「工事現場で作業中、手の上に三〇センチ大の石が落下し、右第二指を負傷されています」

右第二指とは、右手の二番目の指、すなわち人指し指のことです。赤く腫《は》れあがり、傷口は縫合しなければならない状態でした。レントゲンで、骨に異常がないか調べる必要もありそうです。

救急隊員の方にさらに詳しい情報を聞き、傷口を生理食塩水で洗浄しようと考えていると、腰につけている無線からＣＳの松本さんの声が聞こえました。

「ホットライン入電中。現場、下田《しもだ》！」

応答しようとしたそのとき、また救急車がやってきました。先ほど、指をケガした男性を連れてきた救急車の横に滑り込みます。救急外来は大混雑です。

「長谷川さん、ここは大丈夫だから行ってきて！」

「はい、お願いします！」

そばにいたナースに声をかけられ、小走りで運航対策室に駆け込みました。

「八十代女性。今から二時間ほど前、室内で倒れているところを家族に発見されています。意識ありません」

「了解しました」

エレベータ内で、再び諏訪先生と落ち合います。

十五時八分、ホットラインから三分後に、ヘリは飛び立ちました。

✚血圧が下がらない……

下田は伊豆半島の最南端に位置しています。病院のある伊豆長岡から車で約二時間かかる距離を、ヘリであれば十五分でたどり着くことができます。

「救急隊が現場にいます。救急車で搬送しようとしたらしいのですが、容態が悪くヘリを要請したとのことです。現在のバイタルサインは……」

ヘリ内に、CSさんから第二報が届きました。その症状から、脳内出血の可能性が高いと考えられます。現場に着いてすぐ処置を始められるよう、点滴のルートや薬品を確認しておきます。

「あと二分で着陸します！」

ランデブーポイントに指定されている、福浦《ふくうら》のヘリポートが見えてきました。患者さんを乗せた救急車がすでに到着しているようです。

ヘリが着陸すると、ドクターバッグを携えたドクターが整備士さんに続いて飛び出しました。

私もその後ろにつき、救急車まで全力で走ります。

「聞こえますか？　看護師の長谷川です！」

まったくコンタクトの取れない状態でした。ドクターも私も「危ない」と感じました。血圧を測ると、二〇〇以上まで上昇しています。血管を確保し、ドクターの指示で血圧を下げる薬を投与しました。そのあいだに、ドクターが素早く気管挿管を施します。

「すぐ病院へ向かいましょう！」

不安げな表情で付き添っているご家族に声をかけました。お昼過ぎに、家の中でおばあさんがいすに座っているところを確認しているそうなのですが、次に見かけたときは、もういすから転げ落ち、倒れていたとのことでした。

「十五時二十一分、静岡東部ドクターヘリ、離陸します！」

薬を投与したにもかかわらず、ヘリの中で測った血圧は二〇〇台のままです。

「ペルジピン追加して！」

脳内のどこで出血をしているのかを調べるためにはCT検査をするしかありません。出血部位によっては、重い意識障害や麻痺《まひ》が残る可能性が高いのですが、ヘリ内では特定できません。

救急外来に到着してからも、血圧はまだ二〇〇台のままでした。さらに薬を投与し、患者さんはすぐ検査に向かいました。

このCT検査の結果、左視床出血であることがわかりました。しかし早い段階の治療が効を奏し、しばらくして血圧は安定、おばあさんは意識を取り戻すことができたそうです。

翌日、ドクターからそのことを伝えられて「間に合ってよかった……」と、胸を撫でおろしました。私たちフライトナースの仕事は初期治療をしながら病院に運び、しかるべき専門医の手に渡すこと。とはいえ、連れてきた患者さんのその後は、やはりどうしても気になります。

急性心筋梗塞の場合、重度のダメージを負うことなく回復するためには、六時間以内の治療が必要だと考えられています。「ゴールデンタイム」と呼ばれるこの時間内に受ける初期治療が早ければ早いほど、その後の外科的治療の必要性は減ります。また後遺症の度合いにも大きく差が出るのです。

危険な状態を脱することができた患者さんは少しずつ回復され、後遺症も比較的軽い症状ですんだと聞きました。現在はリハビリ病院で治療を受けられています。

✚ 待機終了

私がヘリで出動しているあいだも、急性胃炎の患者さんがまたひとり、救急車で運び込まれていました。野村くんはイレウス（腸閉塞《ちょうへいそく》）を起こした七十代の男性患者さんについています。

十六時十二分、本日十二台目となる救急車が到着しました。

「交通外傷です。左上腕部と右膝関節《ひざかんせつ》に骨折の所見が見られます！」

患者さんは若い男性。二五〇ccのバイクで走行中、カーブを曲がりきれずに前方から来た乗用車と衝突したのです。

「お名前言えますか」

現時点で意識レベルははっきりしていました。外傷の場合は、ケガの状態を確認するためにまず全身を観察します。骨折は明らかでしたが、それよりも恐いのは体内で大量出血を起こしていないかです。ドクターの指示で、すぐに超音波（エコー）検査が行われることになりました。体内に血のかたまりがある場合は、エコーにその様子が映るので一目瞭然《いちもくりょうぜん》なのです。

「うーん……、よし！　大丈夫そうだな」

幸いにも出血は見られませんでした。

その後も、てんかん発作の少年、肺炎を起こした八十代男性、頭にケガをした四歳の女の子など、たくさんの患者さんが十分おきに救急外来に訪れます。対応に追われるなか、またも無線が入りました。

「十七時です。本日の待機終了、待機終了」

ふと気がつけば、もうそんな時間になっていました。

「了解です」

この日のヘリ業務はこれで終わりです。安堵する間もなく、また救急車のサイレンの音が近づいてきました。

✚第三次救急の責任

本日のヘリ出動は二回だけ。大きな事故がなくて何よりでした。

ドクターヘリは平均して日に二回、多いときには五回以上飛ぶこともあります。

救急外来での仕事がひと区切りついたところで屋上のヘリポートへ向かい、ヘリ機内に置いてあるドクターバッグやエコーなどを回収します。

「お疲れさまでした」

三浦さんと藤本さんに声をかけました。待機時間が終了してからも、おふたりにはヘリの点検や、機体のカバーかけ、航空日誌記録などのお仕事がまだまだ残っています。

対策室に戻り、フライトナースヘリ日誌を書きます。要請があった時刻、患者さんの症状や行った処置、氏名や住所などの個人情報、依頼元の消防地区、順天堂静岡病院以外へ搬送した場合には、その病院名や担当医師名も記入します。このようなヘリの記録は、ＣＳさんや対策室事務さんもつけています。間違いのないよう、ひとつの事例を幾人もの目から記録しておくのです。

日誌をつけ終わったところで、今日はこれで勤務終了。時計の針は十九時を回っていました。しかし救急外来が忙しくなるのはこれから。夜から早朝にかけては、脳梗塞などの脳疾患や、心筋梗塞などの心疾患の患者さんが増える時間帯。緊急患者の三分の二は、夜間に発生しているのです。

結局、この日は私の勤務が終了したあとも、日付が変わるまでに二十人以上の患者さんが訪れ、うち五名の方は救急車での搬送でした。二十四時間で五十二人の患者さんが救急外来を受診し、そのうち十六名の方が救急車、二名の方がヘリによる搬送です。それでもこの日が特別忙しかったわけではありません。もっと多くの患者さんがいらっしゃる日もあります。

この現場を、順天堂静岡病院の救急外来では基本的に看護師二名(土日は四名)、医師二名で対応しています。余裕はまったくありません。

最近、報道では救急車の「たらい回し」が問題となっています。私たちの病院では、要請があった時点でベッドが足りなくてもその場では断らず、他に収容可能な施設を紹介するか、当院で初期治療を行ってから病状に合った別の病院に搬送するかたちをとっています。第三次救急病院に指定されている責任があるからです。

しかし、救急扱いとはいえない軽症の患者さんで処置室が埋まり、本当に重症な患者さんの受け入れに苦慮するといった事態はここでもたしかに増えてます。

それでも報道番組でよく言われるような「これぐらいで救急外来に来るなんて」という感情を、私たち現場の人間は決して持っていません。なぜなら体の苦しみは患者さん本人にしかわからないからです。医療従事者からみれば軽症であっても、当事者にとってみればパニックになるほどの症状だったかもしれません。患者さんが救急受診を希望する限り、それに応じるのが私たちの仕事です。

先輩は「救急外来は病院の顔」だと言います。私たちの病院は、伊豆という土地柄、観光客などの救急患者さんも多い地域です。救急外来の対応次第でその病院が評価されてしまうのであれば、なおさら私たちはどんな患者さんでも誠実に受け入れる必要があります。

「病院の看板を背負っている」

院内でも、ヘリの中でも、私たちはそんな覚悟で、日々業務にあたっています。

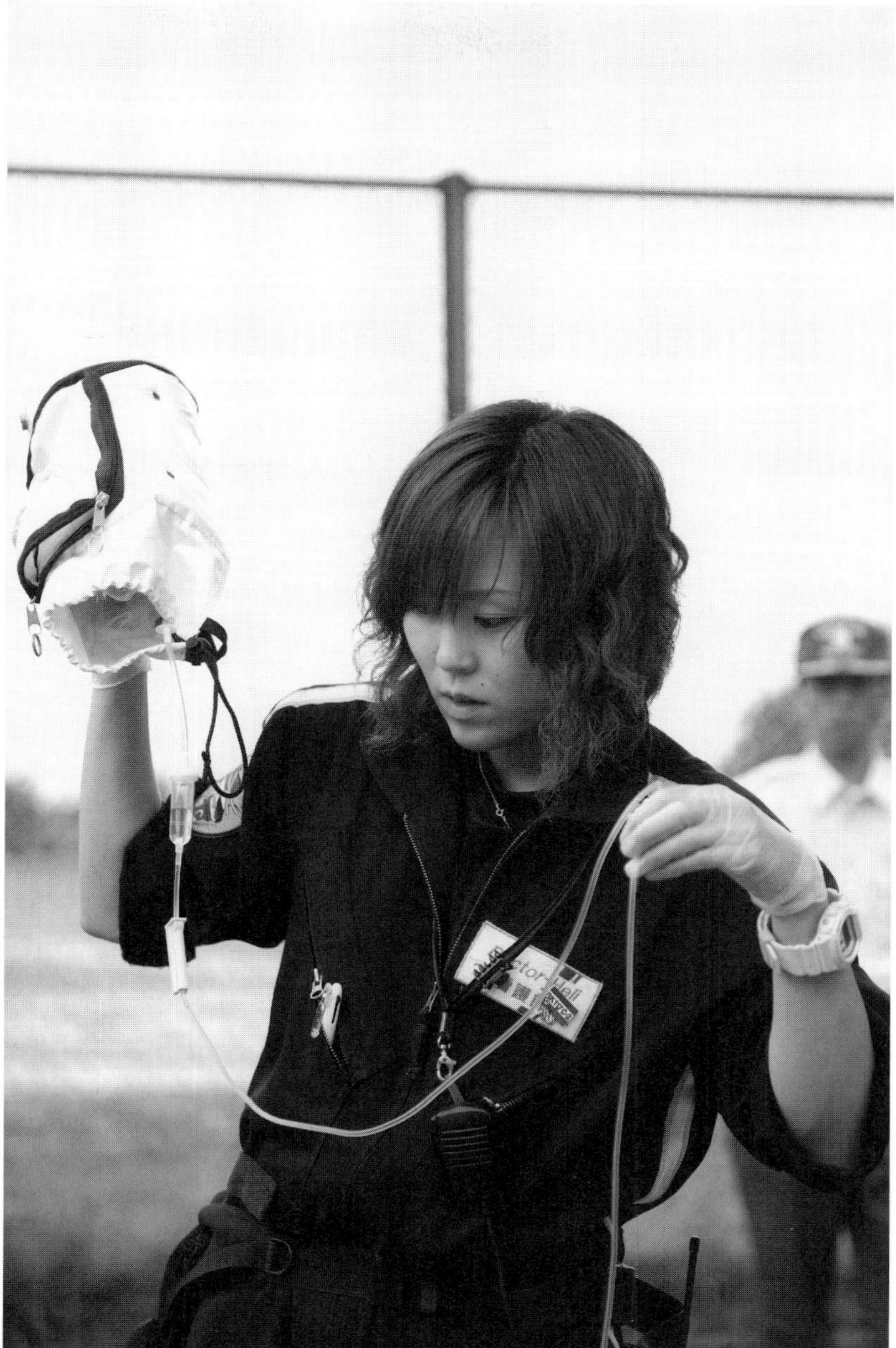

第2章

ドクターヘリ出動

救急車じゃなくて、なぜヘリコプターじゃなきゃいけないの？　そんな疑問を持つ方々のために、ここで少し、ドクターヘリについてご説明したいと思います。

ドクターヘリとは、重症の救急患者に対応できる医療機器や医薬品を装備した救急専用のヘリコプターのこと。救急患者の発生現場、または救急患者移送のために医療機関に出動し、ドクターとナースが現場および移送中に適切な処置を施しながら救命救急センターなどの高度医療機関に搬送します。基本的に地方自治体が費用負担し、病院に管理を委託します。

ヘリコプターが救急車より早く現場にたどり着けることはいうまでもありません。平均して三～五倍の速さで高度医療機関に搬送することができます。

日本では救急患者が発生した場合、ほとんどの地方で、高度な医療を受けるために患者が発生した市町村の外にある医療機関に運んでいます。実際、東京や大阪などの都心部では平均約三十分未満で救命救急センターに搬送できるのに対し、その他の都道府県ではそれ以上、なかには九十分近くかかる地域もあります。長距離、長時間の移動で、結果として適切な初期治療を受ける時間が遅くなり、尊い命が失われるという現実があります。

もうひとつ、救急車との大きな違いは、ドクターとナースが搭乗しているという点です。病院にたどり着く前に治療を行うことができるため、患者さんはそのぶんだけ早く、適切な処置を受けられます。

救急患者は治療を受ける時間が遅くなればなるほど救命率が下がってしまいますが、救急車内では受けられる治療に限りがあります。例えば、初期治療の時間に大きく影響を受ける心筋《しんきん》梗塞《こうそく》、心不全などの循環器疾患の場合は、初期段階の治療として酸素投与の他に気道の確保、ニトログリセリンの投与、痛み止めのモルヒネなどの投与が考えられます。

もし、幸運にも救急車内に特別な資格を取得した救急救命士が同乗していた場合は、「気道確保」までは受けられます。しかし、薬剤の投与は「アドレナリン」に限られているので、ニトログリセリン投与を受けることはできません。救急救命士がこのような資格を取得していない場合は、心肺停止状態になってはじめて気道確保をすることができます。近年、救急救命士が現場で行える医療行為は以前に比べて増えてきましたが、まだまだ多くの制限があるのが現実です。

しかし現場にドクターがいれば、これらすべての治療を行うことができます。ヘリ内でもう適切な医療を施すことができ、さらに病院に早く着くことができる、二重のスピードがドクターヘリの優れた点なのです。

✚ヘリで入院費用は安くなる

二〇〇八年初夏の現在で十三道府県、十四カ所の医療機関でドクターヘリを運航しています。なかでも静岡県は東部に順天堂静岡病院、西部に聖隷《せいれい》三方原《みかたはら》病院と、ドクターヘリを装備した高度医療機関が二カ所もある、全国で唯一のすごい県なんです。

二〇〇〇年に本格的にヘリコプター救急を開始したばかりの日本では、まだまだドクターヘリのシステムは整備途中の段階です。

世界におけるドクターヘリ先進国のひとつがドイツですが、日本とほぼ同じくらいの国土面積にかかわらず、ヘリ拠点数は日本の八倍にあたる約八十カ所設けられています。

山岳国であるスイスもヘリ医療に力を入れており、国中のどの地域でも、昼夜を問わず、医師を乗せたヘリがおよそ十五分で現場に到着します。その地形から医療過疎に陥りやすい地域が多かった両国は、ヘリの導入でその問題をほぼ解消したそうです。

ちなみに欧米では「ドクターヘリ」という言葉は通じません。ヨーロッパでは主に「レスキューヘリコプター」、アメリカでは「エアーアンビュランス」または「フライングアンビュランス」と呼ばれています。

日本でドクターヘリの重要性が論じられるようになったのは、一九九五年に起こった阪神淡路大震災がきっかけでした。救急ヘリのシステムが不備であったために、救えたかもしれない多くの命を失う結果になってしまったからです。

大震災から四年後、一九九九年に内閣官房に初めてドクターヘリ検討委員会が設置されました。厚生省がドクターヘリの効果を調査するために、神奈川県の東海大学医学部付属病院、岡山県の川崎医科大学附属病院で一年半にわたって試行的事業を展開しました。予想通りに救命率アップなど大きな成果が見られ、厚生省がドクターヘリの導入促進に向けて本格的に動き出すきっかけとなりました。

また日本医科大学千葉北総《ほくそう》病院が二〇〇三年から三年間にわたって行った調査では、ドクターヘリで搬送された重症の外傷患者は、救急車で搬送された場合よりも入院日数が短く、治療費も少なくてすむという結果が出ました。

搬送された七十人の患者さんの年齢や重症度などを補正した結果、ドクターヘリ搬送後の平均入院日数は二十一・八日。治療費は平均約百三十二万円で、救急車の場合の三十八・五日、二百四十五万円に比べて、それぞれ十六・七日、約百十三万円少なかったのです(毎日新聞より)。

ドクターヘリがさまざまな効果を生み出すことは実証されましたが、年間二億円という運用費用がネックとなって導入に躊躇《ちゅうちょ》する地方自治体が多く、全国的な普及にはまだ至っていません。ただでさえ医療費圧縮が叫ばれているうえに、ドクターヘリの必要な地方自治体こそ過疎の問題などを抱えているわけですから。

そんななか、二〇〇七年の六月に「救急医療用ヘリコプターを用いた救急医療の確保に関する特別措置法」、通称「ドクターヘリ特措法」という法律が施行されました。

最も画期的だったのは、民間からの寄付で設立した法人団体からの「助成費用」によるドクターヘリ運航を認めたことです。最大の懸案だった費用の自治体負担の問題に道が開け、全国的に、ドクターヘリ導入を検討する自治体が増えたのです。

✚県を越えて助かった幼児

全国の医療機関でもっとも早く二〇〇一年四月にドクターヘリを導入したのは、岡山県の川崎医科大学です。その半年後には千葉県の千葉北総病院、静岡県の西部にある聖隷三方原病院が相次いで運航を開始しました。

聖隷三方原病院は順天堂静岡病院と同じ静岡県にあり、当院がヘリを立ち上げるときは研修させてもらうなど、私たちがずっとお世話になっている病院です。現時点ドクターヘリが導入されている全国十四カ所において、昨年度（平成十九年四月〜平成二十年三月）最も多い七百二件の出動件数を記録したのがこの静岡西部ドクターヘリです。

今年（二〇〇八年）の一月、この病院において、ドクターヘリの効能が最大限に発揮された症例が起こりました。

メディアでも大きく報道されたので覚えのある方もいらっしゃるかもしれませんが、愛知県の山間部で、三歳の男の子が氷の張った溜め池に転落して心肺停止状態になり、ドクターヘリで運ばれたのです。

愛知県でもドクターヘリは運航されています。しかしこの症例が発生したときはちょうど他の現場に出動しており、即座に向かうことができない状態でした。そこで聖隷三方原病院のドクターヘリが県境を越えて応援に駆けつけたのです。

東海地区で最新の小児集中治療室を設けている病院は、現場から七〇キロ離れた静岡県立こども病院のひとつだけです。ここでは二十四時間にわたり救急専門医が待機し、小児重症患者に対応しています。ドクターヘリは、この病院に男の子を運ぶことを決めました。

心肺停止状態が十分以上続くと、生命は非常に危険な状態になるといわれていますが、この男の子の場合は三十分近く心肺停止状態にあったと推測されました。しかし、救急隊員の指示で父親が行った最初の処置が効を奏したこともあり、奇跡的に六日後には意識を取り戻しました。さらにその二週間後には、何の障害もなく、元気に笑顔で退院することができたのです。

男の子の命を救うことができた背景には、さまざまな要因があります。まずひとつは、愛知県が機転を利かせて静岡県に応援を要請し、さらに静岡県側にもそれに応える準備が整っていたことです。ドクターヘリは県ごとに運営されていますが、両県のドクターヘリは日頃から訓練などで協力し合い、応援体勢を整えていました。訓練が見事な連携プレーに結実したのです。

ふたつめは、搬送先が静岡県立こども病院だったということ。小児救急医療に力を入れているこの病院では、新たにＰＩＣＵ（小児集中治療室）と、救急患者受け入れのためのヘリポートを屋上に昨年、備えたばかりでした。またその際に、静岡県ドクターヘリとこども病院とのあいだで緊急を要する重症の小児患者を搬送する場合の取り決めなどもなされていたため、この受け入れがスムーズに行われたのです。

結果、男児発見から二時間足らずで、最新の小児救急専門医療が受けられる医療機関に搬送することができたのでした。

✚地元の期待で救急病院へ

私たちの順天堂大学医学部附属静岡病院では二〇〇四年、全国で八番目にドクターヘリが導入されました。

一九六七年の設立当時、この病院は温泉街という立地を生かした療養中心の病院を想定していたそうです。しかし、山間部に位置しているため他の救急病院まで時間がかかること、また高齢者が多く緊急患者が発生する確率が高いことから救命救急の機能を期待され、歴史ある順天堂として、その期待に応じているうち、救命救急病院としての地盤を固めていきました。今では、第三次救急に対応した救命救急病院に指定されています。

救急指定病院は自治体によって初期から三次まで三段階に区分されています。初期救急は、入院を必要としない軽度の救急患者に対応するもので、休日夜間当番院などがこれにあたります。第二次は入院や手術を必要とする重症患者に対応するもので、複数の病院の輪番制になっています。第三次救急は生命の危機が切迫している重篤患者に対応するもので、救命救急センターや高度医療センターなどにあたります。

当院は伊豆半島のつけ根に位置しており、ここより南には第三次救急対応の病院はありません。もし伊豆半島の最南端である下田で重篤な患者さんが発生した場合、いちばん近い第三次救急指定医院は順天堂静岡病院ということになります。しかし救急車では下田から病院までなんと二時間近くかかるのです。しかも半島全体が観光地であるゆえ国道が大渋滞を起こすことも多く、それ以上に時間がかかるケースもしばしばです。

病院の北部には東名高速道路が走っており、大きな交通事故も決して少なくありません。すでに静岡県西部では浜松市で聖隷三方原病院がドクターヘリの運用を実施していましたが、このような東部の環境から鑑《かんが》みても、伊豆半島により近い地域にドクターヘリを設置する意義は十分にありました。国からドクターヘリ設置医療機関としての指名を受けたのには、こんな背景があったのです。立ち上げの費用を厚生省が直接負担する、初めてのケースでもありました。

県の打診を受けた院長先生が最初に心配したのは、スタッフの安全でした。しかし調べたところ、ヘリコプターの墜落は十万回に一度ほどの確率だとわかったそうです。それも、非常識な低空飛行を行ったときに発生した事故がほとんどだ、とも。

しかし「ドクターヘリを運航するぞー！」と決まってからが大変。なにしろ経験者が誰もいないんですから。

当時、私はこの病院に就職して五年目でした。手術室担当のナースでしたが「ふーん、うちの病院でドクターヘリが飛ぶんだぁ。すごいなぁ」程度にしか感じませんでした。

フライトナースになるための最低条件は、看護師経験が五年以上であるということ。その他の条件については、ドクターヘリを運用している病院ごとに違います。当院では救命救急センターでの三年以上の経験も必要ですので、条件的には厳しいほうだと思います。

フライトナース一期生に選ばれたのは看護師としての先輩、救命センターでの豊富な経験を持つベテランの野澤陽子《のざわようこ》さんと矢田麻夏《やたあさか》さんのふたりでした。

事故が少ないとはいえ、ヘリの運航には危険が伴います。病院は、フライトドクターやフライトナースの指名はせず、志願制としましたが、野澤さんだけは別でした。経験を買われ、いきなりフライトナースのリーダーに指名されたのです。野澤さんにとっては寝耳に水の話で、驚きととまどいは隠せなかったものの、話を聞けば聞くほど「やってみたい！」という気持ちに変わったそうです。

救急救命の現場に携わっていると「もっと早く治療ができていれば……」という場面に数多く遭遇します。病院から飛び出して、患者さんのもとに駆けつけることができる……多くの命を救えることになるであろうヘリ医療に、ナースたちは大きな可能性を見出したのです。

✚初めてのふたり

ドクターヘリって結局なんなの？　現場でナースはいったいどんなことをするの？　救急の

現場はエキスパートのふたりでも、ヘリでの仕事はよくわかりませんでした。病院内だったらドクターもナースも大勢いて、機器も薬も豊富にあります。でもヘリ内ではナースは自分ひとり。しかも山の中やら道路に着陸するなんて……。不安は無限にありました。

実際の現場を体験するため、ひと足早く二〇〇一年に静岡県西部でドクターヘリを運航していた聖隷三方原病院で、ふたりの新人フライトナースは五日間の研修に交互に参加しました。

聖隷三方原での研修初日のこと。矢田さんの緊張の初フライトは自殺を図った「薬物中毒」の症例でした。もちろん、現地で仕事をするのは聖隷病院のフライトドクターとフライトナース。矢田さんは研修生なので見ているだけです。

患者さんは完全に意識がない状態でした。呼吸も弱くなっていたのでドクターが気管挿管を行い、そのあいだにナースは血管を確保しました。病院に帰ってから胃洗浄を行うので、事前に薬剤を投与し、一刻も早く処置に入れるよう準備をしておくのです。

一方、野澤さんの初フライトは、山中で作業中に脳卒中を起こして意識を失ってしまった男性の患者さんの症例でした。

現場近くのヘリポートに着陸したものの、患者さんを乗せた救急車はまだ来ていません。そこで急遽《きゅうきょ》、もう一台の救急車で現場へ向かうことにしたのです。現場ではドクターが意識レベ

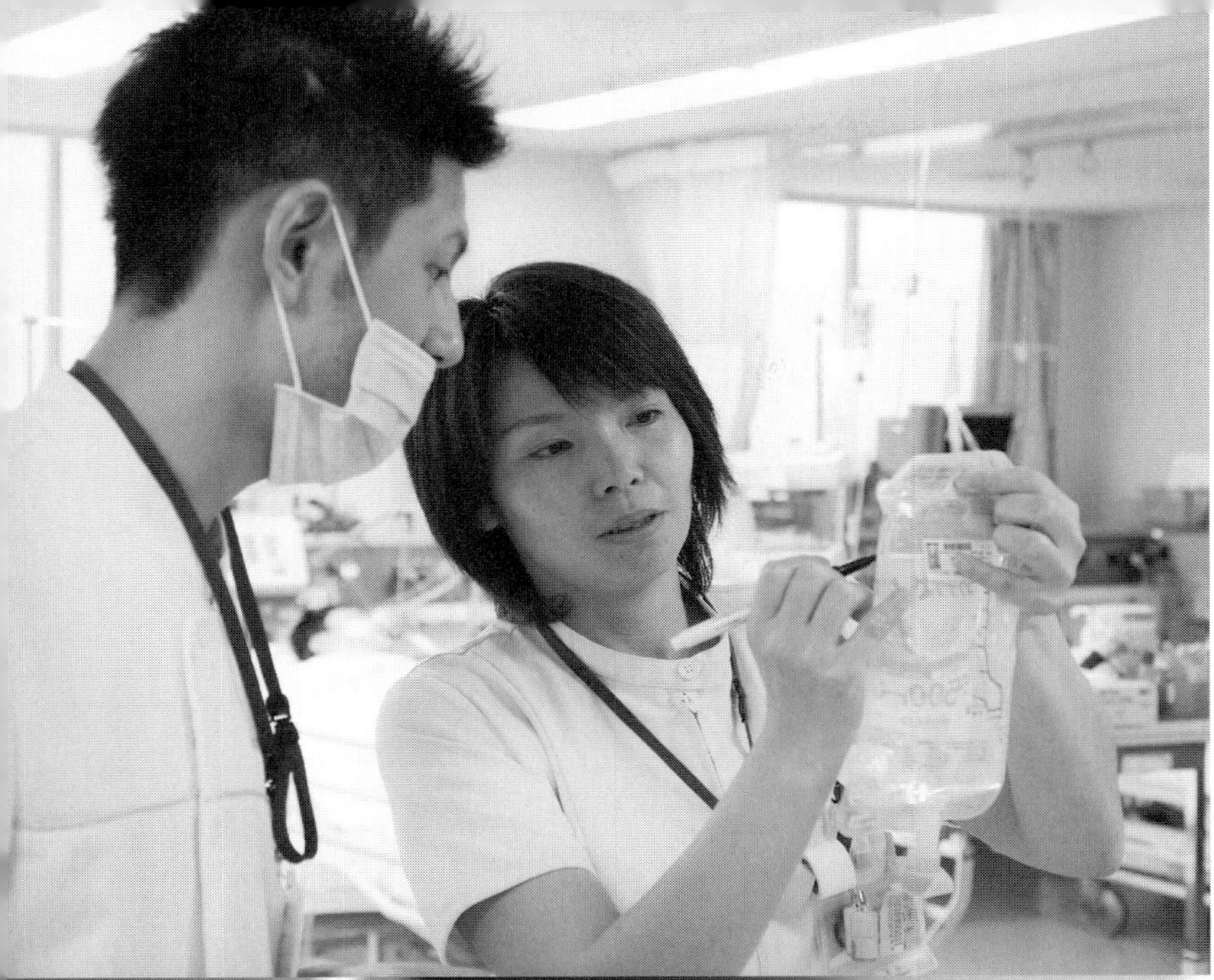

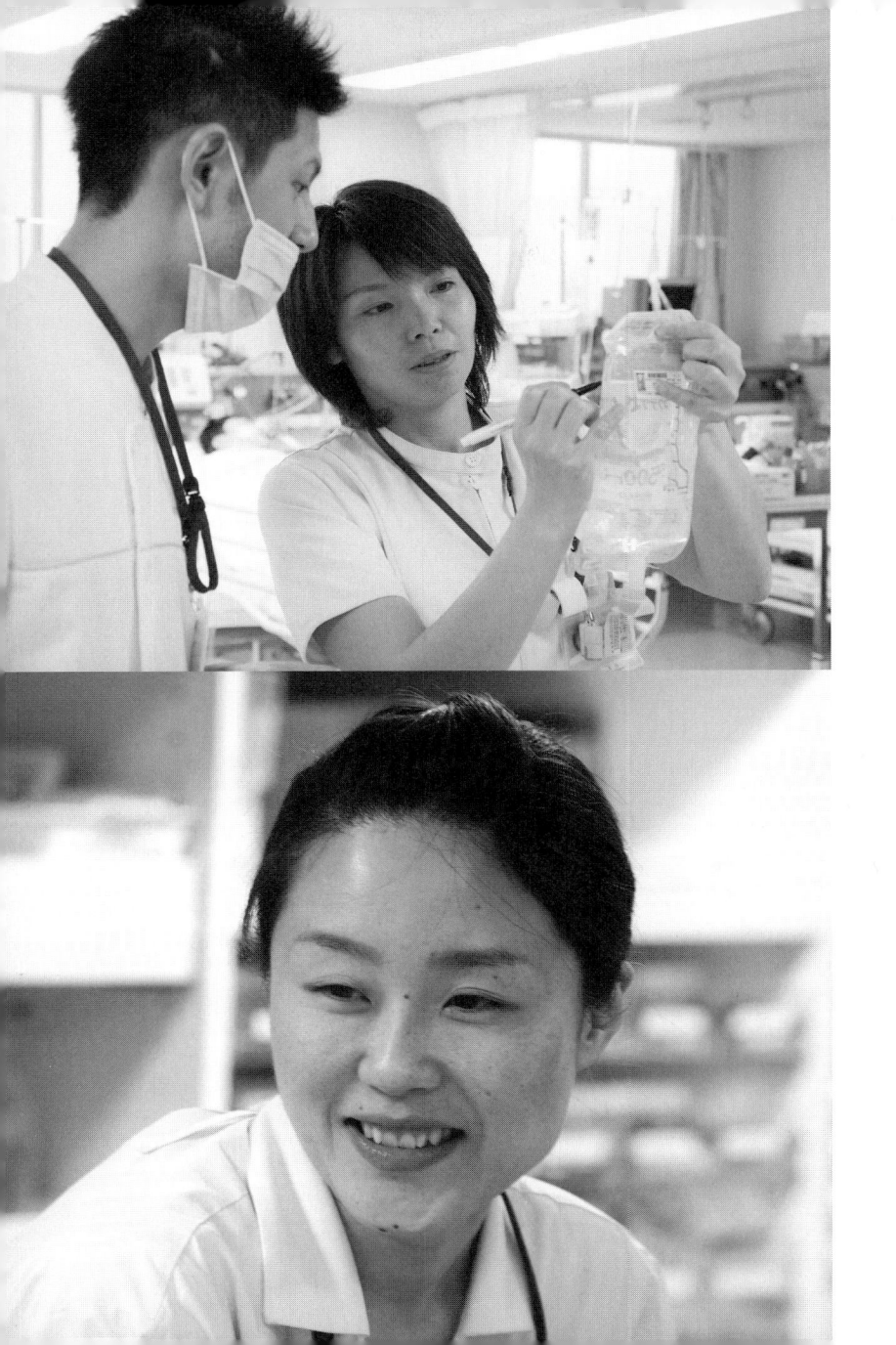

ルを確認し、ナースが点滴を確保。酸素投与しながらヘリへと運びました。

五日間で九回のフライトに同乗させてもらい、最終的にふたりが感じたのは不安よりも、やりがいでした。

ヘリ、さまよう

「ドクターヘリは、救急患者の命を救うための大きな力になる!」

研修を受けたナースは確かな手ごたえを感じました。ドクターは忙しくて研修に行く時間が取れなかったので、立ち上げのための準備はナースふたりが中心にならざるを得ませんでした。

「ヘリポートはどうするの?」

やらなければならないことは山積です。まずは、ヘリを停める場所がなければ話になりません。実は病院の屋上にヘリポートが完成したのは運航開始から二年後の二〇〇六年。それまでは病院の敷地外に停めざるを得ませんでした。

立ち上げ当時は、なんと近くの河川敷に許可を得て停めさせてもらったとか。それからしばらくして、病院から救急車で十分の瓜生野《うりゅうの》にヘリポートを作りました。しかし運悪く近くに砂《じゃ》利《り》置き場があり、ヘリの巻き起こす風で粉塵《ふんじん》が舞って近隣の方々にご迷惑をかけたり、病院から離れていることもあって、もうちょっと近くにある旭化成さんの敷地にヘリポートを移転しました。私がフライトナースになったのがちょうどこの頃です。

この「臨時」ヘリポート時代、なんといっても辛かったのはトイレです。よく建設現場で見るような小さな簡易トイレが屋外にポツン……と置いてあるだけ。運航を始めたばかりの頃は和式トイレだったのですが、初期メンバーの先輩方が「あんまりだ！」と病院に直訴したところちょっぴり広めの洋式簡易トイレにレベルアップ(?)したのでした。

待機室はヘリポート横に建てたプレハブ小屋。旭化成さんの敷地に移転になるまでは、ドクターもナースも朝からそこで待機をしていました。病院から離れているため、病院で仕事をしながら待っていては出動が遅くなってしまうからです。運航を始めたばかりの頃は今ほど要請もありませんでしたから、八時間ず～っとその小屋の中で座っていたこともあったそうです。来るか来ないかわからないものを待ち続けることがどんなに辛いか……。これは味わった者にしかわからないと思います。しかも夏は暑く冬は寒い、小さなプレハブの中で、です。

「それでもまだましよ」

初期メンバーのふたりは言います。なにしろ河川敷に停めていた立ち上げ時にはプレハブすらなく、ヘリの中で待機していたそうです。あの狭いヘリで！

ヘリポートの場所を引っ越すたびに、この簡易トイレとプレハブ小屋もそのまま一緒にお引越し。これが二年続きました。

✚住民に理解を求める

ヘリポートの確保とは別に、出動先でヘリを停める場所(ランデブーポイント)を各地に登録しておかなければなりません。その設置に奔走したのはヘリ運航会社の方々でした。

救急患者が発生して現場へ出動した際、近くにヘリを停める場所がなければ私たちは降りることができません。静岡県東部のどこで症例が起こっても対応できるようにするには、ひとつでも多くのランデブーポイントを置く必要があります。それをどこにするか。十六の地域の消防と連絡を取り、相談し、一つひとつ許可を得ながら場所を決めていったのです。

ヘリに乗せた患者さんは、全員順天堂静岡病院へ搬送するわけではありません。近くにもっと症状に適した病院があればそちらへ、小児の場合はほとんど静岡こども病院へ搬送します。現場に赴《おもむ》くだけではなく、他院で症状が悪化した入院患者さんを迎えに行き、当院まで搬送する「病院間搬送」というケースもあります。このような場合も、その病院の近くにヘリポートか、もしくは大きな広場がなければドクターヘリを停めることができません。これは当院のスタッフが近隣の消防本部に協力をお願いし、徐々にネットワークを広げていきました。

もうひとつの重要な課題は、近隣住民の方々から理解を得ることでした。ドクターヘリは病院から遠く離れたところで発生した救急患者のためのもの。はっきり言ってしまえば、病院の近くに住んでいる方はドクターヘリの恩恵を受けるよりも、騒音がうるさいだけかもしれないのです。

なぜドクターヘリを運航するのか。それによってどれだけの命が救えるか。近隣住民や関係者に説明会を実施し、根気よく応対にあたったのは、対策室事務の古屋《ふるや》さんと森さんを中心とする病院スタッフでした。

今にいたるも、地域に根ざした啓蒙活動を盛んに行っていることが順天堂静岡病院・静岡東部ドクターヘリの特徴です。地域の住民の方々を招いて見学会を開き、停まっているヘリの中を見ていただきながら、私たちがどんな活動をしているのかをわかりやすくお話ししたり、質問を受け付けたりします。小学校での見学会のときは校庭に着陸するので、轟音《ごうおん》をあげてやってきたヘリを見て子供たちは「すげぇ！」と目を輝かせてくれるのです。

「フライトナースにはどうやったらなれますか」という問いの他に、「何歳ですか」「彼氏はいますか」など困った質問もありますが、子供が大好きな私は交流会を楽しみにしています。

スタッフ自身がドクターヘリの意義を感じて以来、進んで周囲への啓蒙活動に参加しています。この街の人みんなに、ドクターヘリがどんな活動をしているのか知ってもらいたい、興味を持ってもらいたい、そしてヘリを好きになってほしい。建前《たてまえ》からではなく、ヘリスタッフは全員そう思ってきたのです。

✚待機は辛いよ

周辺の消防、病院、住民の方々に協力をいただきながら、先述したような準備をなんと二カ月半で進め、いよいよ二〇〇四年三月、順天堂静岡病院のドクターヘリが運航するはこびとなりました。

フライトナースはたったのふたりです。交代で勤務するわけですから、月の半分はヘリ勤務です。現在八名のメンバーのひとりとして、月に三~五日程度の当番をこなしている私は、その三日間だけで体力、精神とも疲弊してボロボロになってしまうというのに、それが月の半分だなんて……。考えても恐ろしくなります。

当時はまだ認知度も低かったので、出動要請も今ほど多くありませんでした。なにしろ要請を出す側の消防署の方々にとっても初めての搬送手段なのです。

「わざわざ高い経費を使ってヘリを呼んでもいいのかな」
「救急車で十分じゃないかな」
など、いったいどんな症例のときに要請すればいいのか、判断に迷うことも多かったと聞きます。

当時の記録を見ても、運航開始の翌月にあたる二〇〇四年四月の出動件数は二十六件で現在の半分以下。一日あたり一件あるかないかです。しかもそのうちの二十一件が、病院から病院へと患者さんを運ぶ転院搬送です。テレビで見るような「凄惨《せいさん》な事故現場に颯爽《さっそう》と駆けつけて、重傷を負った患者さんの命を救うドクターヘリ！」という、派手なイメージからは遠い活動でした。

かといって要請を熱望するのは、まるで自分が「事故、起これ！」と願っているようでジレンマに陥ります。本当は、要請がないに越したことはない、それはもちろんわかっています。でも待機時間が長いと「いったい私、何のためにここにいるんだろう」と落ち込んでしまう……。今は待機中も救急外来で仕事ができますのでやることはたくさんありますが、当時は病院から離れた場所での待機だったので、本当に辛かったと思います。

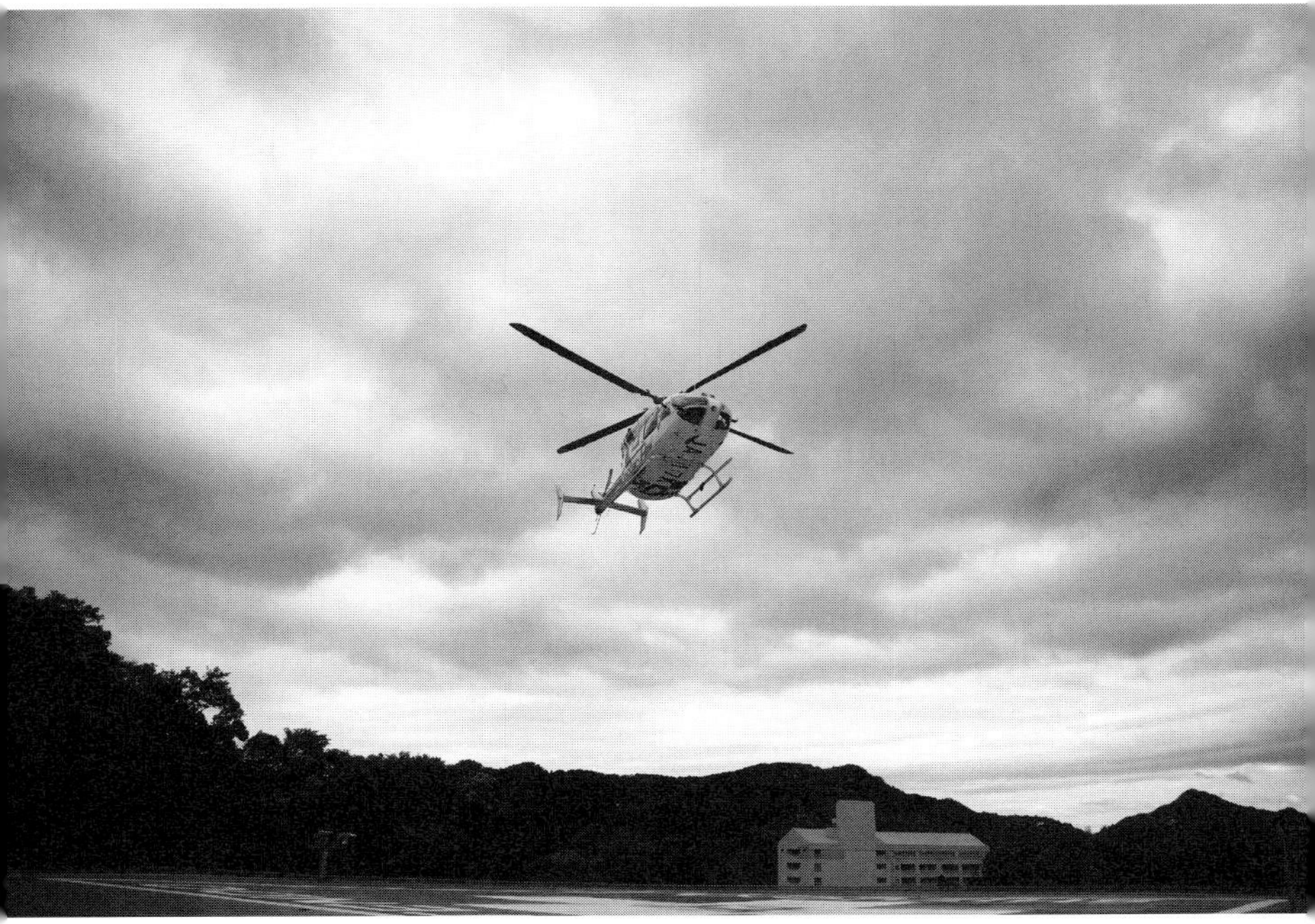

第3章

手術室で泣いた日

ここからは私自身のことを少しだけみなさんにお話しさせていただきながら、看護師という仕事の中身をお伝えしていきたいと思います。

私がフライトナースになったのは、二〇〇五年一月のことです。それまでは順天堂静岡病院で普通のナースとして働いていました。今も月に数日のヘリ当番以外は、救命救急センターの病棟で通常のナースの仕事をしています。

生まれも育ちも静岡県三島市。病院がある伊豆の国市のお隣です。自然豊かでおいしいものがたくさんある、こののんびりした地元が大好きなので、仕事も迷わず地元を選びました。

ナースを目指すきっかけは人さまざまですが、よく聞くのは「小さい頃にケガで入院して、そのときに看護師さんに優しくしてもらったから」なんて、自分自身の体験に基づいたもの。でも私の場合は、本当に「漠然と……」なんです。人から聞かれてもはっきり答えられなくて、困ってしまいます。

昔の私って、本当に「のんびり屋」だったんです(だった、と過去形で言ってしまうと「今もだろ!」と先輩たちの突っ込みが聞こえてきそうですが)。学生時代から、しっかりした友人についていくタイプでした。家族のなかでも、行動的で意志も強い妹に対して私は典型的なマイペース。そのせいか、自分はいつも周囲の人に支えられているなぁと感じていました。それを自覚していたので、今度は逆に「困っている人を支える仕事をしたい」と思ったのです。思春期を過ぎる頃でしたか。

✚父の言葉

それでもすぐに「看護師」という仕事には結びつきませんでした。動物が大好きだったので、高校に進学したばかりの頃は「獣医になりたい」と思っていたんです。両親は大の犬好きで、私が保育園の頃から今まで、わが家に犬がいなかったことはありません。毎年恒例の家族旅行にも、車に乗せて一緒に行っていたくらいです。そういえば、ウサギを飼っていたこともあったっけ。そんな家庭で私は、『シートン動物記』などを読んで獣医への夢をふくらませていました。

しかし。高校二年生の夏休みのこと。知り合いのツテをたどっていって、動物病院の受付のお手伝いをさせてもらえることになったのです。

「かわいいペットたちが毎日いっぱい来るんだろうなー」

そんな夢想は無残《むざん》に打ち砕かれました。いや、犬や猫も来ることは来るんです。でも「イグアナの尻尾《しっぽ》が骨折した」とか「クモの脚が折れ曲がっちゃって」なんて患畜《かんちく》は私の想像を超えていました。考えてみればあくまでも「動物」病院であって、「かわいいペット専門病院」ではないんですから、しょうがないんですけれど……。

「六本以上、脚がある動物は絶対無理！」

爬虫類《はちゅうるい》の解剖の様子をちらっと見てしまったことが追い討ちをかけ、この時点でもうきっぱりと獣医の夢はあきらめました。ほんと、考えが甘かったぁ。

次に憧れたのは「海外青年協力隊」。単純かもしれませんが、テレビでその活躍を知って、俄然《がぜん》憧れてしまったんです。医師や看護師、介護福祉士が現地で活躍する様子に「格好いいなぁ」と釘付けになりました。

高校三年生になって真剣に卒業後のことを考えなければいけない時期には、「困っている人を助ける仕事」、それでいて「人と接して優しい気持ちになれる仕事」に就きたいという漠然とした意志だけは決まっていました。友達に誘われてついていった、学生向けの「一日ナース体験」の影響もあり、頭にちらりと浮かんでいたのは看護師への道です。でも「私に務まるのかなぁ」という不安がありました。

「もし将来、本気で海外青年協力隊で活動したいと思ったときも、看護師の資格は役に立つんじゃない？」

迷っている私の背中を押してくれたのは、そんな父の言葉でした。

✚無力だった実習生時代

看護師を目指すにはさまざまな方法がありますが、そのひとつが高校卒業後に三年制の看護学校へ進むという道。卒業前に国家試験を受け、合格すれば晴れて看護師です。

学校では、一年目から二年目の終わりまでは授業が中心。看護技術や基本概念など基礎的なことを教科書に沿って学びます。病院からドクターやナースが講師としてやってきて、専門的な話や実際に現場で起きたことを話してくれることもあります。

二年生の二月から、いよいよ医療現場での実習が始まります。週に四日は病院に実習に行き、残りの日は学校に行って看護日誌を書いたり講習を受けたりという日々が卒業間際まで続くのです。卒業直前の二月には看護師の国家試験を控えていますから、そのための勉強もしなければならないし、看護学生は本当に忙しいんです。

初めての実習先はリハビリ専門病院でした。事故や病気で後遺症の残った方々が、日常生活に戻るためのさまざまな訓練をするための病院です。

リハビリには想像以上の根気が必要です。辛抱《しんぼう》強く同じ練習を何度も繰り返し、少しずつ少しずつ回復を目指していかなければならないからです。命に関わるような重篤な症状の方はいませんが、患者さんには強い意志が求められます。

「もう今日はやりたくない、やめた！」

　思い通りにいかなくてイライラする人。努力が報われず、落ち込む人……。初めて現場を目《ま》の当たりにし、私はただとまどうばかりでした。リハビリを手伝う介護福祉士さんはそんなことには慣れっこ。優しくなだめたり、ときには強い口調で励ましたりと、患者さんのやる気を上手に引き出しています。そんな姿を見てますます自分の無力さを痛感し、この先、看護師としてやっていけるのかと不安になったことを今も覚えています。

　やがて実習生ながら、先輩と一緒に患者さんを受け持つことになりました。ひとりの患者さんの看護記録を毎日つけてその様子を観察させていただくことは、実習の要《かなめ》になる作業です。日々どのように症状が変化しているかを把握し、そのためにどんな看護計画を立てればよいかを考える業務は、病棟勤務の看護師にとって最も大切な仕事のひとつだからです。

　私のおばあちゃんと同じくらいの年齢であろうその患者さんは、脳疾患で少し障害が残り、飲食物の飲み込みが上手にできない方でした。

「私、まだ麻痺《まひ》が少し残っているのよ」

「はい……」

せっかく患者さんが話しかけてくれても知識がないから気の利いたことも言えないし、どうやって接していいかもわかりませんでした。

担当の先生は、むせずに口から水分をとる方法を一生懸命考えていました。やりやすい方法は人によって違うので、マニュアル通りにはいかないんです。それをただ見ているだけの私……。情けない気持ちでいっぱいでした。

✚思い出のネックレス

実習は六人一チームで行われ、一クールにつき二～三週間と決まっています。ひとつの実習が終わったら、しばらくしてまた同じチームで次の実習先へ。これを一年間に何度も繰り返します。

結局、最初の実習はよくわからないままあっという間に終わり、不安を抱えたまま今度は順天堂静岡病院の外科病棟での実習が始まりました。前回のリハビリ病院とは違い、手術を終えたばかりの急性期の患者さんも多くいらっしゃいます。

「うわー、なんか広くて迷子《まいご》になりそうだね」

「みんなすごい忙しそうじゃない？」

「なんか看護師さん、怖そう—」

好き勝手に感想を言い合う、私たち実習生。大きな総合病院での初めての実習に興奮していました。

ここでの担当患者さんは、父より少し年上の男性。胃の手術を終えたばかりでした。とても優しい方で、新人の私がたどたどしく型通りの質問をしても、いつもきちんと答えてくれました。

実習中は一日の始まりに「今日は自分が何をやりたいか」を看護師さんに伝えて、それについての許可を得なければなりません。たとえば担当患者さんに検査が入っている日は「一緒についていって検査の様子を見せてもらいたいんですが」など、自分で勉強したいことを決めるのです。

この患者さんはそろそろ食事指導を始める時期でしたので、そのプログラムを自分なりに考えてみることも大事な勉強です。検温をして温度板《おんどばん》に記録をつけたり、介護福祉士さんと一緒に入浴の介助をしたり、トイレに行くお手伝いをしたりと、いろいろなことをさせていただきました。

やらなければならないことはたくさんありますが、たまに担当の患者さんが検査に出かけていたりして「やることないよ～、どうしよう」なんてこともあります。

忙しく動き回っている看護師さんたちには、やることがなくてなんとなく廊下や病室をウロウロしている私たちに優しく「どうしたの？」なんて語りかけてくれる暇などありません。しかたなく患者さんのカルテなんかを眺めてみるのですが、ドクターの書いてることがちんぷんかんぷんで目はうつろ……。もう、しょうがないので空き部屋で国家試験の勉強をしたこともありました。

研修を始めたばかりの頃、とまどったのは「患者さんの体をどこまで触ってもいいのか」ということ。ベタベタと触って嫌がられないだろうか、失礼だと思われないだろうか……。そんなふうに躊躇《ちゅうちょ》してしまったんです。

看護師でなければ、日常生活で知らない人の体を触らせてもらうなんて機会はまずありません。それがどんなに勇気のいることか、このとき初めてわかりました。これは先輩の見よう見まねで声をかけたり、経験を積むうちに自然にできるようになっていくものです。心を込めてお世話をすれば、相手にもその気持ちが必ず伝わると確信できるまで、やはり患者さんを触るのは怖い経験なのでした。

実習の日々にもだいぶ慣れてきた頃、次は順天堂静岡病院の脳神経外科で実習が行われることになりました。担当する患者さんは三十代の女性。危険な状態である急性期を過ぎてすでに回復期に入っており、日々リハビリに励んでいらっしゃいました。

脳疾患の回復期には指先の適度な運動も効果的です。その方は趣味も兼ねて、ビーズのアクセサリーをよく作っていらっしゃいました。

「上手ですね！」

私にとってはお姉さんぐらいの年代にあたる方なので話しやすく、あまり緊張せずに接することができました。

実習を終え、お別れのあいさつに行ったときのことです。

「どうもありがとう。勉強頑張ってね。これ、プレゼント」

少し大きめのビーズで作ったかわいいネックレスでした。その気持ちがとても嬉しかったのですが、学校からは「患者さんが何か贈り物をしてくれた場合は、辞退するように」と固く指導されています。迷いつつ「お気持ちだけで……」と一度は断ってしまった私。でも、病棟の看護師さんに相談すると「規則ではそうかもしれないよね。でももらってあげて。患者さんにとっては、長谷川さんが受け取ってくれたほうがこれからの励みになると思うから」という言葉が返ってきました。患者さんがリハビリで一生懸命作ってくれたネックレスを、私は拒否しようとしていたのでした。

「あの、やっぱりいただいてもいいですか」

そう言って患者さんにプレゼントしてもらったビーズのネックレスは、十年経った今も私の大切な宝物です。

✚気乗りしない就職先

一クールの研修期間はあっという間に過ぎます。沼津にある聖隷病院の産婦人科や小児科、函南《かんなみ》のNTT東日本伊豆病院にも行きました。と思うとまた順天堂静岡病院に戻ってきて別の科で実習を受けたり……。結局一年間で、十五クールほど実習を行ったと思います。

あちこちの病院、病棟で研修を続けるうちに「頑張ろう！」と思ったり「あーあ、やっぱ今から獣医目指そっかなー」と、あと戻りしたり……。迷いながらも、一緒に研修を受けるチームのメンバーとはすっかり仲良くなっていました。一クール終わるたびに「打ち上げ」と称しては飲みに行くなどの楽しい学生生活も、年が明けて、そろそろ終わりを告げようとしていました。

努力の甲斐あって、国家試験には仲間と一緒に見事に合格！　あとは就職を待つばかり。看護学校に入学する際に奨学生制度を利用していたので、就職先は順天堂静岡病院にほぼ決まっていました。

でも正直言って、研修中はあまりいいイメージを持っていなかったのです……。

その理由は、とにかく〝忙しそう〟だから！

他の病院と比べて、看護師さんもなんとなく「恐そう」という印象がありました。患者さんの数が多く、やることがいっぱいあるのでみんなテキパキと動きに無駄がありません。そんなクールな姿が新人をビビらせたのでしょう。

「大きな病院だからいろいろ勉強できそうだし、何年か勤めて経験を積んだら、あまり忙しくない病院に移ればいいや」

正直に告白すると、最初はそんなふうに考えていました。

✚「私には向いてない」

一九九九年四月、いよいよナースとしてデビューです。七十〜八十人の同期の仲間たちの関心は、いったい自分がどこに配属されるのかということ。一応、事前に希望を聞かれますが、それが叶うとは限りません。

私は外科と救命救急センターを希望していました。

「忙しいのが気になる」と言っておきながら、そんな激務の部署を選ぶなんて矛盾してますよね。だけど「密着！救命病棟ドキュメント」のようなテレビ番組を見てしまったせいで、すっかり憧れちゃってたんです。

一週間程度のオリエンテーション後に発表された配属先は……、なんと「手術室」でした。

「え、手術室担当、の看護師さん？」

そう思われた方も多いと思います。一般の方が看護師に抱くイメージは、病棟で入院患者のお世話をする姿ですよね。

テレビドラマで、「メス！」と言ったドクターにナースが器具を手渡す定番のシーン。あのイメージ通り、手術室の看護師は、手術中に先生の補佐をする「直接介助」が主な仕事です。その他に「間接介助」として、手術中の患者さんの出血量や尿量の確認、体温管理、点滴量チェック。また手術器具の洗浄や滅菌、手術室の掃除も行います。

順天堂静岡病院のように第三次救急に対応した病院は、二十四時間、いつ手術が入るかわかりません。そのうえ外科、脳神経外科、整形外科、呼吸器外科から産婦人科まで、あわせて三十の診療科を持つ総合病院ですから一日あたりの手術件数がとても多いんです。手術室担当看護師がいなければとても回りません。

「よりによって、なんで最初の配属先が手術室なのぉ……」

結構ショックでした。これまでしてきた看護についての勉強は、あまり役に立たないだろうと思われました。なにしろ入院患者さんがいない特殊な科なのですから。

配属が発表された日の帰り道、同期の仲間とごはんを食べながら「やってけるのかなぁ。私、トイレが近いから手術中に行きたくなったらいったいどうすればいいいんだろう……」と、今思えばくだらないことを真剣に悩んでいました。

そして翌日。初日から手術の様子を見ることになりました。実習のときに見学した「解剖」以来です。

「知ってる？　骨って叩いたらコツコツって音がするでしょ。だから骨《コツ》なの」

実習中に聞いたドクターのくだらないギャグをぼんやりと思い出しました。

手術室には、予想もつかないような患者さんも運ばれてきます。野菜を洗う機械に腕をはさまれてグシャグシャにつぶれてしまい、骨まで見えている農家のおばあさん。自殺を図り、おなかにナイフが刺さったままになっている方……。

でも、不思議と恐さはありませんでした。あらかじめどんな症状なのか連絡が入るので、ある程度、心の準備ができているからだと思います。それよりも、ドクターと対等に意見を言い合う堂々とした先輩ナースたちの姿に驚き、「自分にできるんだろうか」という不安で頭がいっぱいでした。

最初の一カ月は「仕事をしている」という感覚がまるでありませんでした。わからないことだらけで、まるで「勉強しに来ている」ような毎日だったからです。

手術の内容により、準備する器具は変わってきます。メスやハサミ、ガーゼ、針、糸、先生の手に合ったサイズの手袋などの基本セットの他に、たとえば整形外科の手術だったら骨をつなぐための器具だったり、産婦人科の帝王切開だったら新生児用の医療器具一式、眼科だったら……などなど、覚えるべきパターンが無限にあるんです。それなのに、同じ器具でも先生によって呼び名が違ったりしてもう頭の中が混乱状態。この時期、どれだけメモを取ったかわかりません。

「新人類が来た」

「三倍速でしゃべってよ」

のんびりした性格が災いして、先輩にこんなふうに言われたことも一度や二度ではありません。そんな言葉をいちいちまともに受け取ってしまい、ときには涙が出ることもありました。

昔から泣き虫な自分のことを、心底《しんそこ》情けなく思いました。

「やっぱり私には向いてないんだ。二、三カ月したら辞めよう……」

毎日を後ろ向きに過ごしていました。

✚もう三カ月頑張ろう

六月になる頃には、もう新人扱いされなくなります。基本的な外科手術は、ひとりで直接介助を担当するのです。

「ちょっと、この糸長すぎるよ」

縫合《ほうごう》のための糸はナースがあらかじめちょうどいい長さに切っておかねばならないのですが、その糸が長すぎてドクターに注意されてしまいました。逆に短すぎたこともありました。

「もっと早くして！」

手術は早さが勝負。早いほうが出血も少ないですし、麻酔時間も短くてすむからです。器械もただ渡せばいいというわけではなく、手早く行うにはリズムが大切です。

「あの先生のときはね、この器械を用意しとくといいよ」

そんな私を、何かと気にかけてくださる先輩がいました。相談に乗ってくれたり、アドバイスをしてくれたり、いつも励ましてくれます。

「手術中の患者さんは話すことができないよね。だから私たちが患者さんの気持ちを代弁して、それをドクターに伝えなきゃ」

そう言われて、はっとしました。

先輩はいつも楽しそうに仕事をしています。忙しいときもふだんと変わらず、怒ったりイライラしているところを見たことがありません。後輩への指示も優しく的確で、私はひそかに「いつかあんなふうになりたいなぁ」と思っていました。

三カ月が経ち、同期のなかにはもう、辞める子も何人か出てきました。

「私もやっぱり辞めよう……」と、先輩に相談したときのことです。

「長谷川さんが手術室に配属になったばかりの頃ね、この子はすぐ辞めちゃうかもなって思ったの。でも三カ月も頑張ったよね。だからあともう三カ月、やってみない？　もっと自信がつくと思うよ。私もいっぱい応援するから！」

そう言ってくれた先輩の顔を見て、また涙が出そうになりました。

✚ナース成長す

先輩に励まされ「これからは、辛くても悔しくても絶対に泣かない」と、心の中で決めました。覚えなければいけないことを紙に書いて手術室に勝手に貼ったり、なりふり構わず努力しました。

「こんな大事な手術に一年生をひとりでつけないでよ！」

ドクターがそう言うのを聞いたときも、ぐっと涙をこらえました。どうしても我慢できないときには、人に見られないよう、トイレでこっそり泣きました。

ようやく「慣れてきたかも」と実感できるようになってきたのは、一年が過ぎた頃です。手術の流れを事前に把握して、先生に言われる前に完璧に準備を整え、さらに手術がスムーズに終了したときなどは、心の中で「ヨシ！」とガッツポーズ。いつもはなかなか褒《ほ》めてくれないドクターから「今日よく頑張ってたね」なんて声をかけられて、少しずつですが自信を持てるようになりました。

この頃には、手術室担当看護師ならではの癖（?）が私にも身についてきました。

手術中の感染を避けるため、手術室は、院内でも最も徹底した「清潔エリア」に保たれています。手術室に菌を持ち込まないための「完璧な手の洗い方」もあるんです。

液体石鹸を手につけるとき、容器のレバーを手で押すなんてことは言語道断《ごんごどうだん》。そのレバー自体にどんな菌がついているかわかりません。手術室では足でレバーを踏むと、自動的に石鹸が出てくるようになっています。消毒ずみのブラシで爪のあいだ、指先、手首までをゴシゴシ洗ったら、次は手首から肘《ひじ》までを同じようにブラシでこすり洗いします。終わったら水で洗い流しますが、このときも蛇口などはいっさい触らずにすむよう、センサーで水が出ます。この一連の動作を三回繰り返します。もちろん手は荒れ放題……！　洗い終わって手を拭くときも、センサーで自動的に紙が出てくるようになっています。

清潔になった手を汚染させぬよう、手術室の扉も足で踏むフットスイッチ。だからでしょうか、手術室担当看護師は一様に足癖が悪くなってしまうんです。自宅にいるときもついつい足で物を引き寄せたり、冷蔵庫を足で閉めちゃったり……。

また、手術中にはガーゼなどのゴミが出ますが、もし床に落としてしまった場合は拾うことができません。先生のそばを離れられないとき、ちょっと遠くのゴミ箱めがけてゴミを投げてしまうことになるので、このコントロールが抜群に良くなるのです。

「落としても拾えない！」という緊張感が技に磨きをかけるのでしょうね。決して品がいいとは言えませんが……。

✚物言わぬ患者と

だんだんと仕事に慣れる一方で、病棟で働く同期をうらやましく感じていました。就職するまでは、ワゴンを押しながら病棟の廊下を歩き「おはようございます、検温の時間です」と笑顔で患者さんに話しかけている自分の姿を想像していたからです。

手術室では、患者さんとコミュニケーションを取る機会はほとんどありません。運ばれてくるときは、いつもストレッチャーに横になっている状態。軽くあいさつを交わしたら、もうすぐに麻酔が効き始めてしまい、終わったあとは眠ったまま病棟へ帰ってしまいます。

あいさつのとき、患者さんを安心させるために必ず自分のマスクを取って顔を見せてから名乗ったり、

「かけものを換えますね」

「寒くないですか」

など積極的に声をかけるようにはしていました。それでも、会話を交わせるのはほんの数分だけです。

「人と接していて優しい気持ちになる仕事がしたい」

そう思って看護師の道を選んだはずでした。今やっている仕事だって、患者さんを助けるための大切な仕事です。でも「何か違うんじゃないか……」、そんな気持ちで悶々《もんもん》としていました。

「患者さんと触れ合う時間をもっと増やしたい」

そんな私の悩みを聞いて、先輩が「術前訪問」の看護研究を薦めてくれました。看護研究は、病院に入って三年目の看護師が行います。看護にまつわる研究テーマを各自ひとつずつ決めて日常業務のなかで研究を行い、その結果をレポートにまとめて報告するのです。

「術前訪問」は文字通り、手術前に患者さんを訪問することです。通常、手術室担当看護師と患者さんは手術室で初めて顔を合わせます。しかし事前に病棟に訪問してあいさつをしたり、手術のことについて話し合ったりすることは、患者さんの手術に対する不安を取り除くことにもなるともいわれていました。

そこで実際に看護研究で「術前訪問」をテーマにし、患者さんがどう感じるかをレポートすることにしたのです。手術を控えて入院中の婦人科の患者さん数人に協力していただき、アンケートを取ることにしました。

「手術は不安だったけど、前もって顔を見せてくれたから精神的にちょっと楽になった」

「初めて行く手術室は未知の世界だったけど、名前と顔を知ってる看護師さんがいたから少し安心できた」

ほぼ全員の方に、術前の不安を軽減する効果が見られました。

感想を伺っているときに「手術室に音楽を流してくれると嬉しいんだけどな」という意見もいただきました。先輩やドクターに相談してみると「患者さんたちの緊張をやわらげることができるかもしれないね」と多くの賛成意見をいただき、実行に移すこととなりました。

「じゃあ、結婚式のときに夫が編集してくれたCDをかけたいわ」

ある患者さんの願いでした。無機質な手術室の雰囲気が、音楽の力でガラリと変わりました。この試みは他の患者さんにもとても好評でした。

患者さんと触れ合っていろんなヒントをいただき、それによって看護師と患者さんの関係をよりよいものにできたことを、とても嬉しく思いました。

それまではコミュニケーション能力に自信が持てなかった私。局所麻酔の患者さんにもどう声をかけていいのかわからず自失したこともあります。意識があるままの手術で、患者さんこそ不安なはずなのに、私には適切な言葉が思い浮かばなかったのです。

「やっぱり私は、患者さんと触れ合える場所に行きたい」

術前訪問が与えてくれたささやかな成功は、私の目を別な職場に向けることになったのです。

第4章

初めての病棟

手術室担当となって三年が過ぎ、いくらのんびり屋の私でも、ひと通りのことはすべて自分でできるようになっていました。仕事にもすっかり慣れ、悪くいえば目標を失いがちな時期でもあったと思います。

しかし「患者さんとコミュニケーションを取れる場所で働きたい」という希望は相変わらず消えることがありませんでした。このあたりで環境を変えてみたいと思い、前から憧れていた救急外来に思い切って異動希望を出してみたのですが……、通りませんでした。病棟での勤務経験がない私は、圧倒的に不利だったのだと思います。

その翌年、二〇〇四年のお正月が明けて間もない頃でした。病院にドクターヘリが導入されることが決まったのです。

「うわー、かっこいいなぁ」

俄然《がぜん》、興味が沸きました。現在は看護師としての経験が五年、さらに救命救急センターでの経験が三年という基準を満たしている者しか志願できませんが、立ち上げ当時は「志願者から厳正な審査を行う」という条件のみでした。

実家に帰ったとき、両親にも報告しました。

「今度うちの病院でね、ドクターヘリを導入することになったの。希望者を募ってたから、名前書いたんだ。まだ、なれるかわかんないけどね」

もしかしたら「危ない」と反対されるかなという気持ちも少しありました。でも返ってきたのは「どうせ止めてもやるんだよね」という返事。意外と頑固な私の性格を、親はやっぱり誰よりもわかっていました。

✚患者さんに針を刺したことがない

半年が経って、自分がフライトナースを志願したことすら忘れかけていた時期に「長谷川さん、フライトナース候補に選ばれたよ」と師長さんから連絡がありました。

しかし救命救急の現場経験がない私が、いきなり明日からフライトナースになれるわけではありません。当分は救命救急センターで半年以上経験を積み、その後フライトナースの研修を受けることが決まりました。

手術室からは、私と先輩の飯田敏秀《いいだとしひで》さんが候補に選ばれ、ふたりで救命救急センターに異動することになりました。やっと状況が変化したのです。

憧れの救命救急センター。しかしここでも、試練が待ち受けていました。

この時点で、看護師として丸四年の経験を積んでいました。でもその間ずっと手術室にいた私は、いまだに一度も患者さんの腕に針を刺したことすらなかったのです。手術室では、点滴を確保するときも必ずドクターが行います。もし失敗して何度も針を刺すことになってしまうと、血管が弱くなってしまい、手術そのものができなくなってしまう可能性があるからです。

病棟に配属になった同期がどんどん経験を積んでいくなか、私は年に二度、検診のときに先輩の採血をするだけでした。

病院では毎年春と秋の健康診断時に、後輩が先輩ナースの採血をすることになっています。乱暴に言えば実験台ですね。先輩たちも慣れっこで「はいはい」と潔《いさぎよ》く腕を差し出してくれます。

看護師のキャリア五年目にして、採血時に腕にしばる「駆血帯《くけつたい》」を、どのタイミングで外せばいいのかすら、今ひとつわからなかったんです。こんな私が救命救急センターに配属になっても、即戦力になるわけがありませんでした。

✚ある日の準夜勤

救命救急センターにはベッドが六十床あります。患者さんたちはみんな、救急外来に運ばれてきて、その後の入院が必要となった方々です。たとえば脳卒中を起こして救急外来で治療を

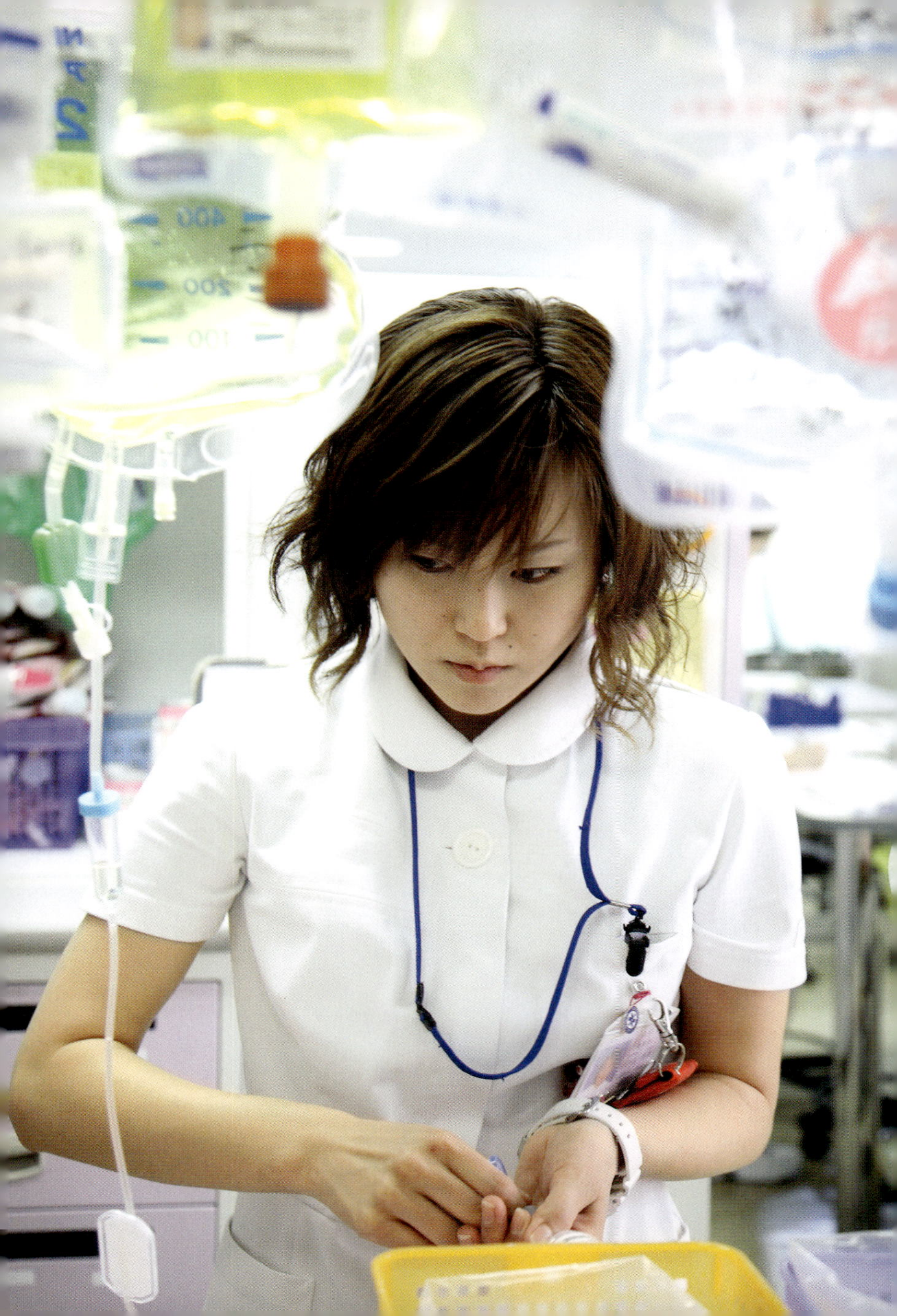

受けた場合、その後の入院先は脳神経外科病棟ではなく、救命救急病棟になります。そこである程度回復したら、脳神経外科病棟に移るという流れになっています。

救急病棟には外科、内科、整形外科、産婦人科……と、あらゆる診療科の患者さんが入院します。一般病棟のナースは、自分が担当している診療科のエキスパートであることが理想ですが、救命救急センターではすべての病態についての知識を求められるわけです。

病棟勤務のナースは、三交代制のシフトに沿って仕事をしています。日勤は朝八時から夕方十六時まで、準夜勤は十六時から深夜〇時三十分まで、夜勤は深夜〇時から朝八時三十分までです。

ここで、もっとも忙しい準夜勤帯の仕事内容をご紹介したいと思います。

定時は十六時からですが、十四時五十分頃までには出勤しています。制服に着替えをすませ、十五時にはもう病棟に入っています。

まずは患者さんの心電図モニターをチェックします。

次は患者さんの名簿の作成。救命救急病棟は患者さんの移り変わりが激しいところですから、入院患者さんのお名前や病状、一般病棟に移った方の情報などを毎日書き換え、ナース全員が見られるようにしておきます。

それが終わると点滴や栄養剤の準備です。重症患者さんが多いので、普通に食事が食べられる方ばかりではありません。夕食の時間に備え、先に準備をしておきます。

リーダーになると、全員の患者さんの食前後用の薬の用意をしておきます。これがいちばん緊張する仕事。効き目の強い薬がほとんどなので、たったひと粒間違っても大変なことになってしまうからです。集中して、種類と量を慎重に確認します。

十六時になると日勤の看護師の勤務が終了します。この時点で「申し送り」と呼ばれる、いわゆる引継ぎを行い、日中の患者さんの症状などを聞いておきます。

夕食前に、検温と患者さんの「体位変換」を行います。長時間同じ姿勢でベッドに横になっていると床ずれができて傷になってしまいます。しかし自分で寝返りを打つことができない患者さんもたくさんいらっしゃいますので、他のナースや介護福祉士さんと一緒に体を持ち上げて患者さんの姿勢を変えるのです。

十八時になると夕食が運ばれてきます。介護福祉士さんと一緒に食事介助を行い、食事が終わった患者さんから順に、「イブニングケア」をします。お風呂に入ったり、身支度ができない患者さんがほとんどですので、おしぼりで顔をふいたり、歯ブラシで口の中をきれいにします。この最中は、患者さんと比較的ゆっくりお話ができる時間です。

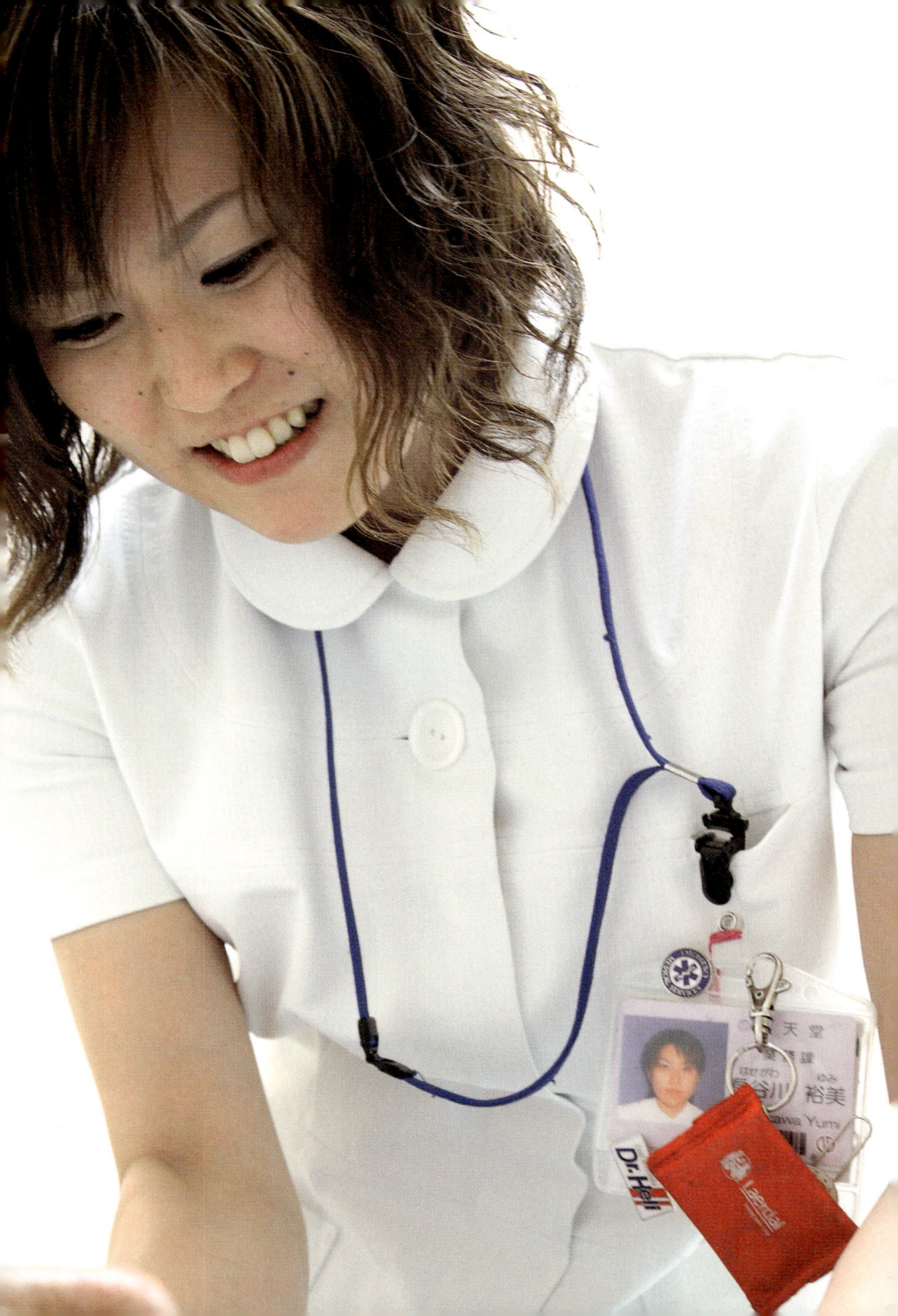
Dr.Heli

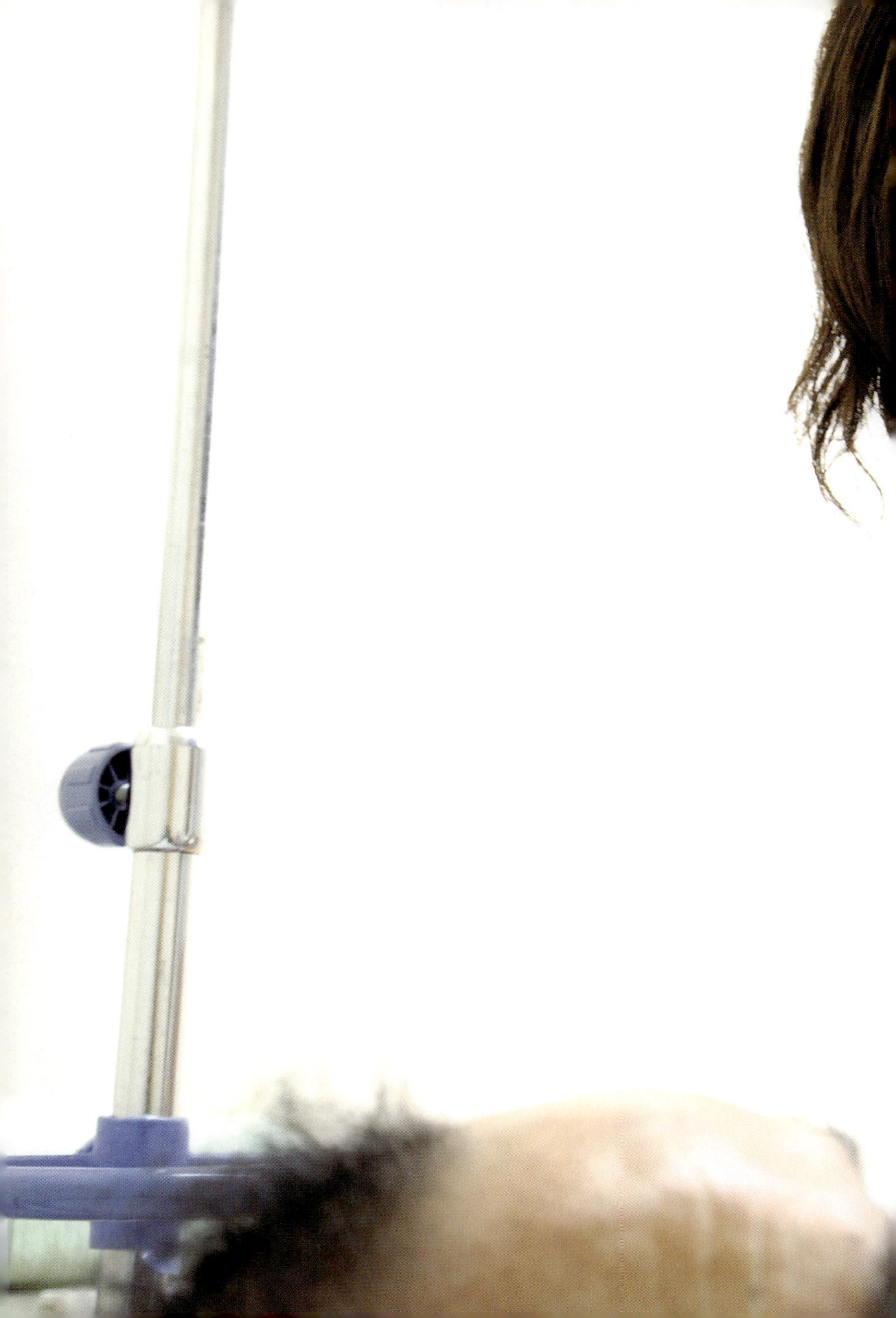

「昨日よりも、ごはん多く食べられたみたいですねー」

たわいもない話ですが、患者さんと触れ合える「イブニングケア」は、今では私が好きな仕事のひとつです。

このあとはひと息つけるので、順番に休憩に入ります。戻ってきたら二度目の体位変換、検温を行います。

二十一時を過ぎたら、点滴の残量や「ｉｎ ｏｕｔ」のバランスを確認します。「ｉｎ」とは、体内に入っていく点滴のこと、「ｏｕｔ」は体の外へ出て行くウンチ、オシッコのことです。「ｉｎ」の量が多くて「ｏｕｔ」の量が少ないと、体のむくみなどが生じる場合があります。逆の場合だと、脱水症状が起こる可能性も。体内に取り入れるものと、出て行くもののバランスがきちんと取れているかを確かめるのです。

二十三時頃に三度目の体位変換を行い、○時の申し送りに向けて、勤務中の患者さんの症状がどうであったか、情報をまとめておきます。
○時。深夜勤の看護師へ引継ぎ、申し送りをして準夜勤の勤務は終了です。

✚何も知らない五年生

五年目にして、また一からさまざまなことを覚えるのは大変なことでしたが、それは全く苦になりませんでした。ずっとやりたかったことだからです。

患者さんのお世話をしたり、会話をしたり……。手術室ではこんなふうに患者さんとコミュニケーションを取ることができなかったので、毎日やりがいがありました。

「うちの孫も長谷川さんみたいにおっとりしてるんだけど、看護師さんになれるかしら」

ご高齢の患者さんからこんな相談を受けたり、あるときは折り紙が上手な患者さんからきれいな作品をいただいて、自宅に飾ったり……。

最初のうちはおばあさんの話を熱心に聞きすぎて会話を終わらせるタイミングを失い、決められた時間内に全員の患者さんの検温が終わらなかったこともありました。

事故でケガをした少年から「肉も魚も卵も嫌い」と言われ、先生と相談して特別にマクドナルドのハンバーガーをご両親に買いに行ってもらったこともあったっけ。そうそう、年に何回か、お世話好きな患者さんからお見合いを勧められることもありますよ。

でも、病棟に移ったばかりの頃は「みんなに迷惑をかけている」という自覚もありました。なにせ後輩よりも仕事ができないのです。

「五年目なのにこんなこともできないの?」

「まぁ、手術室から来たんだったらしょうがないよね」

「期待してないから」

何も言い返すことはできませんでした。全部本当のことだからです。何も知らない五年目の看護師を優しく面倒みてくれるほど、みんな暇ではありません。酸素マスクをつけて、生命の危機にさらされた重篤な患者さんたちがずらりと並ぶ救命救急の病棟で、神経を張り詰めて仕事をしているのです。

看護師としての全経験を振り返ってみても、このときほど辛かったことはありません。身も心もこわばってしまい、自分が自分でないみたいでした。

そんなとき相談に乗ってくれたのが、同時期に手術室から異動になった先輩の飯田さんです。彼も病棟内での立場は一緒でしたが、テンションは違っていました。

「俺だって同じだよ。でもフライトナースになるって、もう決めたんだからさ、勉強するしかないよ。頑張ろうぜ」

そう、ですよね。

自分を奮い立たせるまでには時間がかかりましたが、決心してからは必死でやりました。さまざまな病気について、学生レベルの知識しかないと自覚していました。まずは参考書を買い、

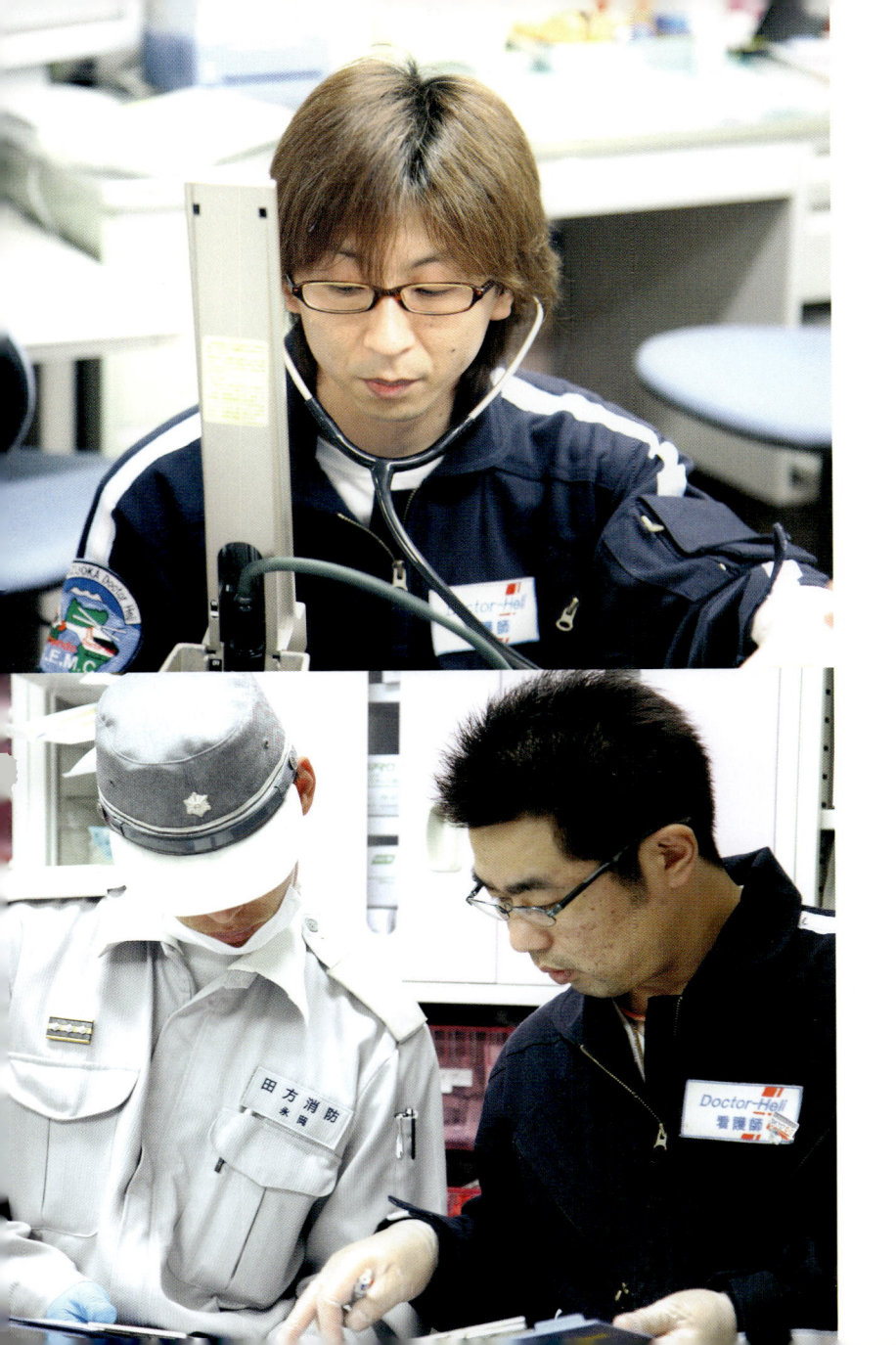

Doctor-Heli

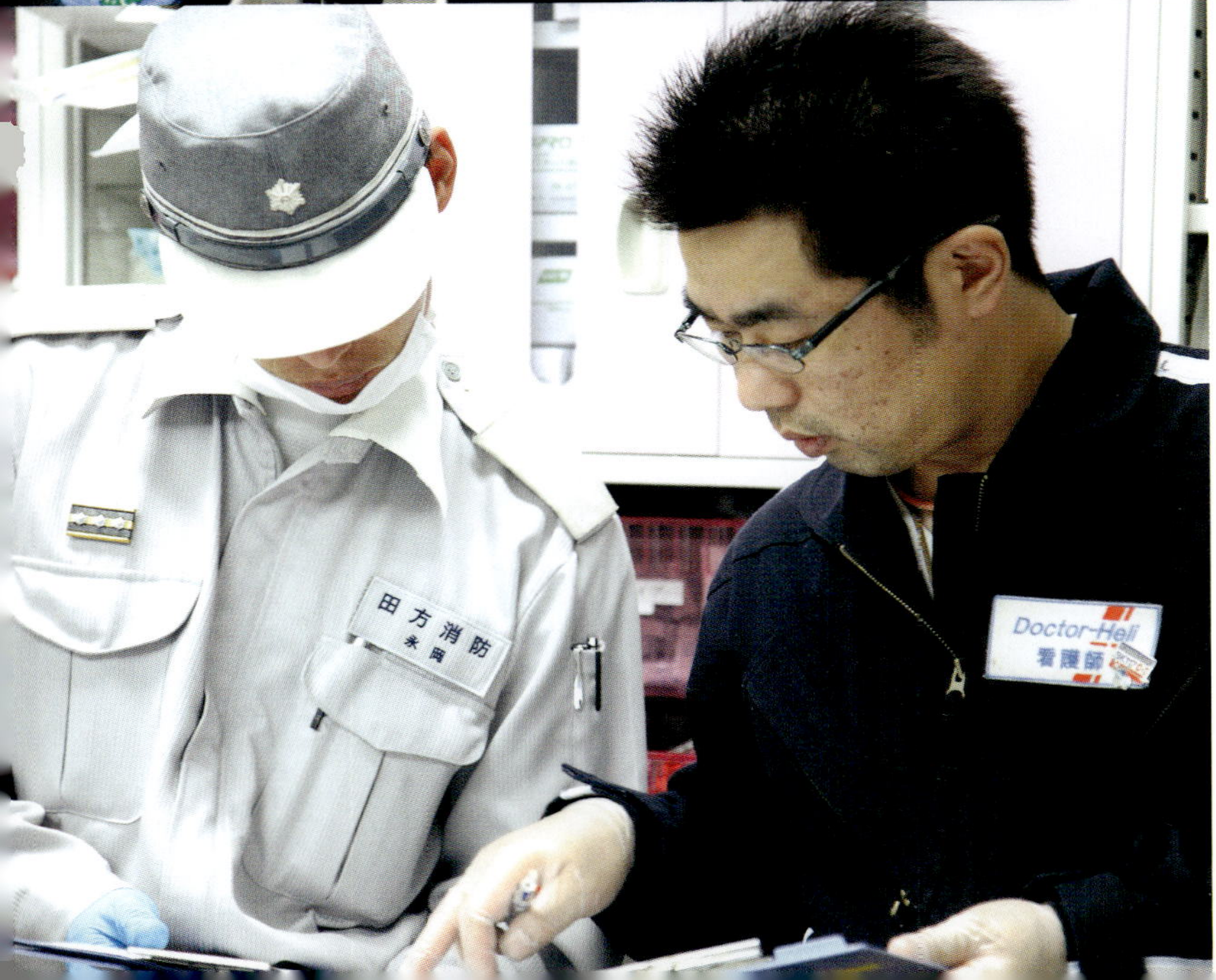
田方消防
永岡
Doctor-Heli
看護師

もう一度最初から勉強をし直しました。

レントゲン画像で「ここに脳梗塞《のうこうそく》の原因があるよ」と言われてもまったくわからないことがほとんどだったので、画像症例の参考書を見ながら、見極める練習をしました。わからないことはドクターにどんどん尋ねました。幸いにもドクターたちとは手術室でいつも顔を合わせていたので、とても親切に教えてくださいました。

私と同じフライトナース候補で、救命救急病棟で七年の経験を積んでいた勝間田敏宏《かつまたとしひろ》さんが職場にいたことも心強い偶然でした。呼吸器の取り扱いなど、尋ねるのが恥ずかしいほど基本的なことを、すべて教えてもらいました。

✚泣いたらダメ

救命救急病棟ではしばしば患者さんの死に遭遇します。当初はその辛さにとまどいました。手術室で勤務しているときはそんな経験が一度もなかったからです。入院が長いほど家族の方とも親しくなりますし、こちらも涙が出てしまいます。それでも先輩方は気丈《きじょう》に仕事をこなしているのです。何ごともなかったかのように。

「長谷川さん、泣いちゃダメよ」

落ち込んだ姿を患者さんに見せることは絶対に許されないのです。患者さんの命を預かっているのですから、そんな気持ちで他の方々をお世話することはプロ意識に欠けることなのだ、と先輩たちの後ろ姿は語っていました。

その一方で、具合が悪くて話すこともできなかった脳疾患の患者さんと会話ができるようになったり、水分すらとれなかった方が上手に口から飲めるようになったり、意識のなかった患者さんに「手を握ってみてください」と言ったら、思いがけず握り返してくれたり。嬉しいことだってたくさんあります。

そんなときは思わず「ちょっと先輩、聞いてくださいよ！　○○さん、今日お水飲めたんです」と興奮気味に報告しては、「小さいことにいちいち大げさに感動しすぎ！」と呆《あき》れられました。

落ち込んだり喜んだりしながら努力を続けていくうちに、「なんにもできなかったのに、成長したね」と先輩から声をかけてもらえるようになっていました。あんなに辛かったのに、いつの間にか仕事が楽しくなっていました。

「辛い」

「辞めたい」

と思ったときに、励ましてくれる人がいる。それはとても幸せなことだと思います。手術室でも、病棟でも、壁にぶちあたったときに見守ってくれる先輩が必ずそばにいてくれました。家で落ち込んでいたときは、両親がさりげなく声をかけてくれました。

このあいだにも、辞めていった同期の仲間は何人かいました。自分ひとりで不安を溜め込んで精神的に参ってしまい、職場に来られなくなってしまうケースも少なくなかったようです。

自分を見失いそうなとき、私はもう一度「自分がどうなりたいのか」を思い出すことにしています。

「苦しんでいる人を助けたい」

「患者さんに頼られる看護師になりたい」

「かっこいいフライトナースになりたい」

周りを見渡せばいつも、自分が目標としているような先輩たちがそこにいました。先輩としても、人間としても尊敬できる存在に巡り合えた……。だからこそ、今の私があるのだと思っています。

第5章

初出動と絶望と

救命救急センターに来て半年が過ぎた二〇〇四年十二月。つい先日まで見事な紅葉を見せていた木々の葉も枯れ落ち、暖かい伊豆半島でもようやく冬の訪れが感じられるようになった頃、いよいよフライトナースデビューに向けての研修（OJT）が始まりました。

研修についてくださるのは、立ち上げ当時から活動している初代メンバーの野澤さんと、救急外来で五年のキャリアを持つ加藤さんです。

まずはヘリ内部に搭載されている医療器械・器具の説明を受けます。

初めて扉からヘリの中を見たときは驚きました。信じられないほど狭いんです。

「これが日本でいちばん広いドクターヘリなの？」

「BK117　C－1」型と呼ばれるそのヘリは全長一三メートル、最大航続時間は約三時間二十分の最新式。静岡から飛び立てば東は仙台、西は神戸あたりまで飛行可能です。定員は七名で、前方に座るパイロットさん、整備士さんの他に、後ろに患者さん含め五名乗れるようになっていますが、「ここに五人!?　無理！」と言いたくなるほどの狭さ。半分近くをベッドが占めており、ところ狭しとさまざまな機器が配置されています。

心臓疾患の患者さんに電気ショックを与えるための除細動器、胸や手足に電極をつけて心臓の動きを調べる十二誘導心電図、超音波検査器、患者さんの体内に一定量の薬を送るシリンジポンプ、簡易式の人工呼吸器であるパラパックなどに加え、交通外傷で骨折などの症状を起こしている患者さんを固定するバッグボードまで、限られた空間に、救急医療に最低限必要な設備が揃っています。

ベッドの脇にある少しの空間に、フライトドクターとフライトナース用の小さな座席がちょこんとセットされています。体を斜めにして滑り込ませるといった具合ですが、さらに家族の方が乗り、ときには研修医が同乗する場合もあるというのです。

「こんな狭いとこで、どう活動するんだろう……」

とまどいのなか、パイロットさんや整備士さんから緊急時の行動について説明がありました。

「体がバラバラになるのが嫌だったら、なんかあっても絶対ヘリから降りないでね!」

ヘリの墜落事故は、危険な運転をしない限りはまず起こらないといわれています。しかし万が一トラブルが起きた場合でも、パラシュートなどを使うことはできません。そんなことをしたらたちまちローターにひっかかって……、あとは考えたくもありません。

もし、不時着したら……というまずあり得ない(あってほしくない)状況を想定し、エンジンカットの方法も教わりました。

そうそう、ヘリコプターの運航に関するスタッフのみなさんと、その役割を正しく知ったのもそのときです。

✚ヘリを飛ばす人々

パイロットさんや整備士さん、ヘリ対策室のCSさんはヘリ運航会社に所属しており、複数の方々が当番制で出勤しています。

現在、順天堂静岡病院を担当してくださっているパイロットは七人。これまで、報道取材や空撮、薬剤散布、防災ヘリ運航、他病院でのドクターヘリ運航などさまざまなキャリアをお持ちの方ばかり。患者さんのもとに少しでも早く到着するために、決められたランデブーポイント以外の現場近くに着陸する場合や、交通事故外傷の症例では高速道路の上に降りるケースもあります。さまざまな要請に臨機応変に対応しなければならないので、熟練の技が求められます。経験の豊富な方でないと務まらない大変な仕事です。

出動時には必ず同乗する整備士さんもパイロット同様、豊富な経験が求められます。要請が入ると、まず整備士さんがヘリの電源を入れ、飛び立つ準備をします。病院の対策室にいるCSさんから無線で現場の情報を得て、ランデブーポイントを確認したらもうエンジンスタート。現場では地元消防署と協力してヘリ離発着時の安全確認はもちろん、「あれ持ってきてくださ

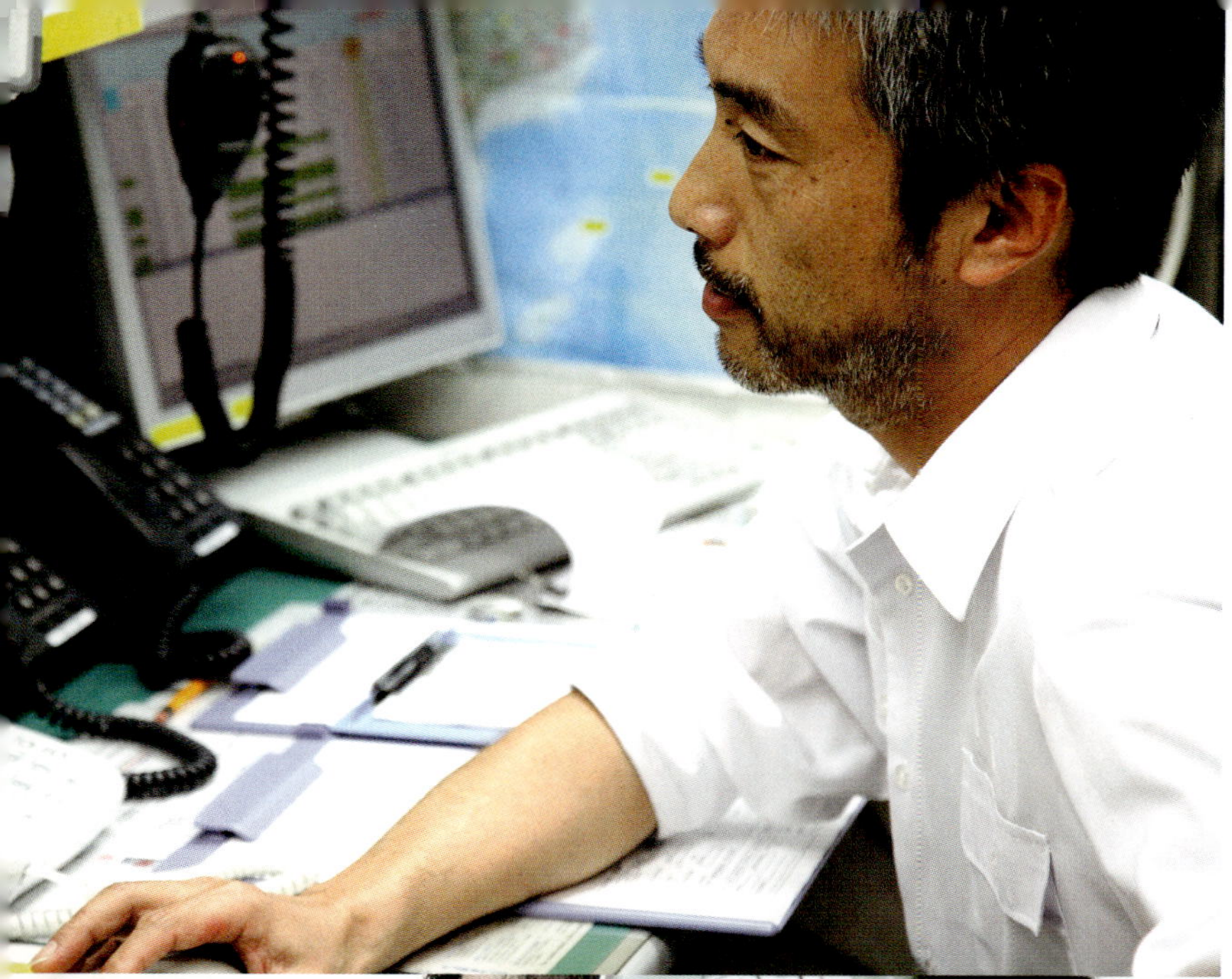

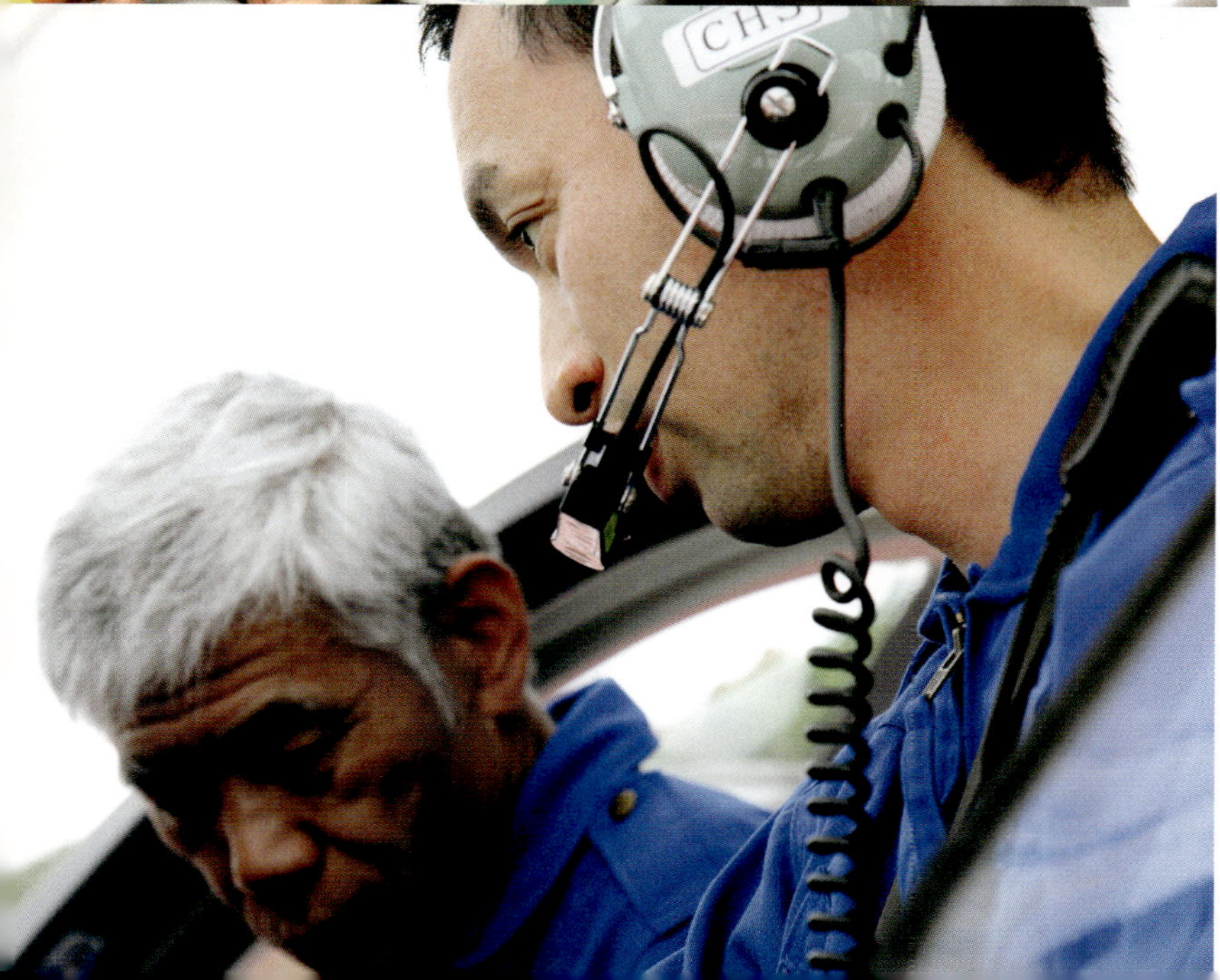
CHS

い！」「それもお願いします！」など私たちナースからの頼まれごと（?）も頼もしく引き受けてくれます。ドクターヘリの整備士さんには、ヘリの知識だけではなく医療の知識も求められるのです。

私から見たら、ベテランの整備士さんは職場の「上司」のようなものです。それなのに今は、私は大声で整備士さんにあれこれお願いごとをしちゃっています。現場では不測の事態がつきもの。ついつい甘えてしまうのが整備士さんなのでした。

もし「バッグボード持ってきて！」とお願いしたところで、一般の方でしたら「何それ？」とわけがわからないですよね。しかし整備士の方々は、きちんと持ってきてくれます。患者さんを助けたいという思いは、ドクターヘリスタッフ全員に共通するものです。整備士さんは「第二のフライトナース」ともいえると思います。

ＣＳさんというお仕事は、比較的新しい職種だそうです。対策室で消防署と直接やり取りをし、効率よくヘリを運航するためにパイロット、整備士、フライトドクター、フライトナース全員と無線で連絡を取りあう、いわば「指揮官」です。航空用無線や医事無線の資格を持っていることはもちろん、ヘリ運航管理の豊富な経験が求められます。

消防からのホットラインを最初に受け取り、現場や患者さんの症状を確認したら、すぐに他のスタッフにそれを知らせます。ドクターヘリが現場に到着するまで、患者さんの症状は刻一刻と変わります。緊急時なので情報が錯綜《さくそう》し、現場の位置自体が間違っていることもあります。消防からそのつど入ってくる新しい情報を、すでにヘリで飛び立っている私たちにも何度も無線で伝えなければなりません。

ホットラインが来ないあいだも、対策室には付近の消防無線の情報が入ってきます。業務中はヘリ対策室から出られず、八畳ほどの部屋の中でずっと気を張り詰めていなければならないので、精神的にも肉体的にも辛い仕事だそうです。ドクターヘリＣＳとして豊富なキャリアを持つ中島さんは、当番が終わるとプールで体を動かすなどしてストレスを解消し、気持ちを切り替えていると聞きました。

フライトナースを志望してきた私ですが、ドクターヘリを運航するには多くのスタッフの力が必要なのだと初めて実感したのがこのＯＪＴのときでした。経験を積んだプロがそれぞれの仕事を通じて、私たちが現場で医療活動に専念できるよう、支えてくれているのです。

✚病院を越えた友情

このとき、順天堂静岡病院では六人のフライトナースが活動していました。出動件数の多さから見ると、人数は少ないほうです。メンバーみんなに均等にヘリ当番日を振り分けた場合、人数が多いとどうしてもひとりあたりのヘリ出動日数が少なくなってしまいます。そうすると個人個人が十分な経験を積むまでかなりの時間を要してしまうので、あえて人数を増やしすぎないという方針もあったのではないでしょうか。

しかし、メンバーをたくさん抱えた病院にも利点はあります。フライトナースはまだ全国に百人ほどしかいません。多くの人材を育成することは将来的に非常に意義があることですし、ある程度人数が揃っていたほうが充実した研修制度を整えやすいからです。

同じ静岡県の聖隷三方原病院や、神奈川県にある東海大学医学部付属病院など多くのフライトナースが在籍する病院では、シミュレーショントレーニングなどを行っており、私たちも参加させていただいたことがあります。ドクターヘリを取り入れている病院がまだあまり多くないゆえの、横のつながりがあるのです。

✚頭グルグル

さて、不安で一杯のＯＪＴ。初めての要請が来て、野澤さんのヘリに同乗することになりました。

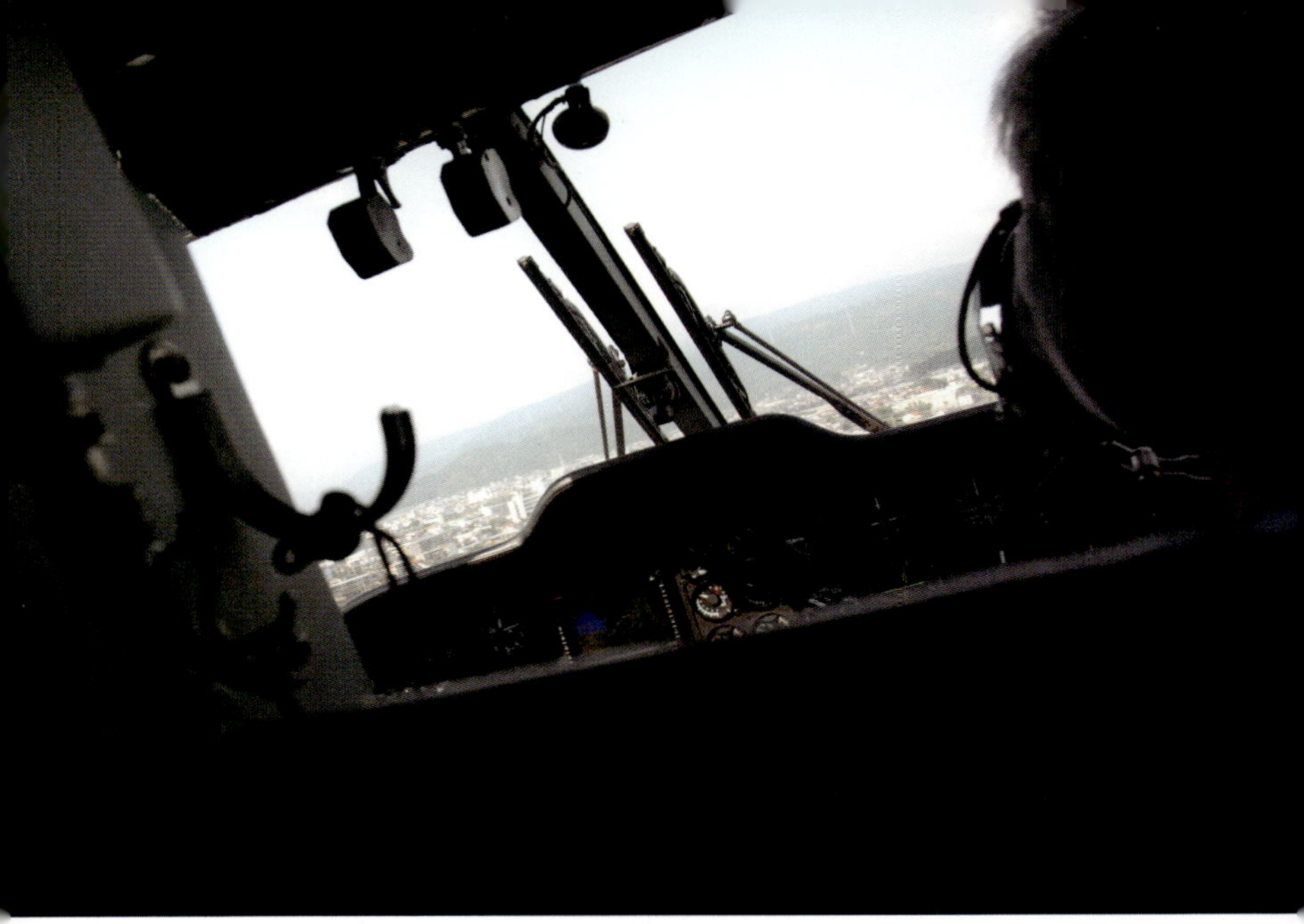

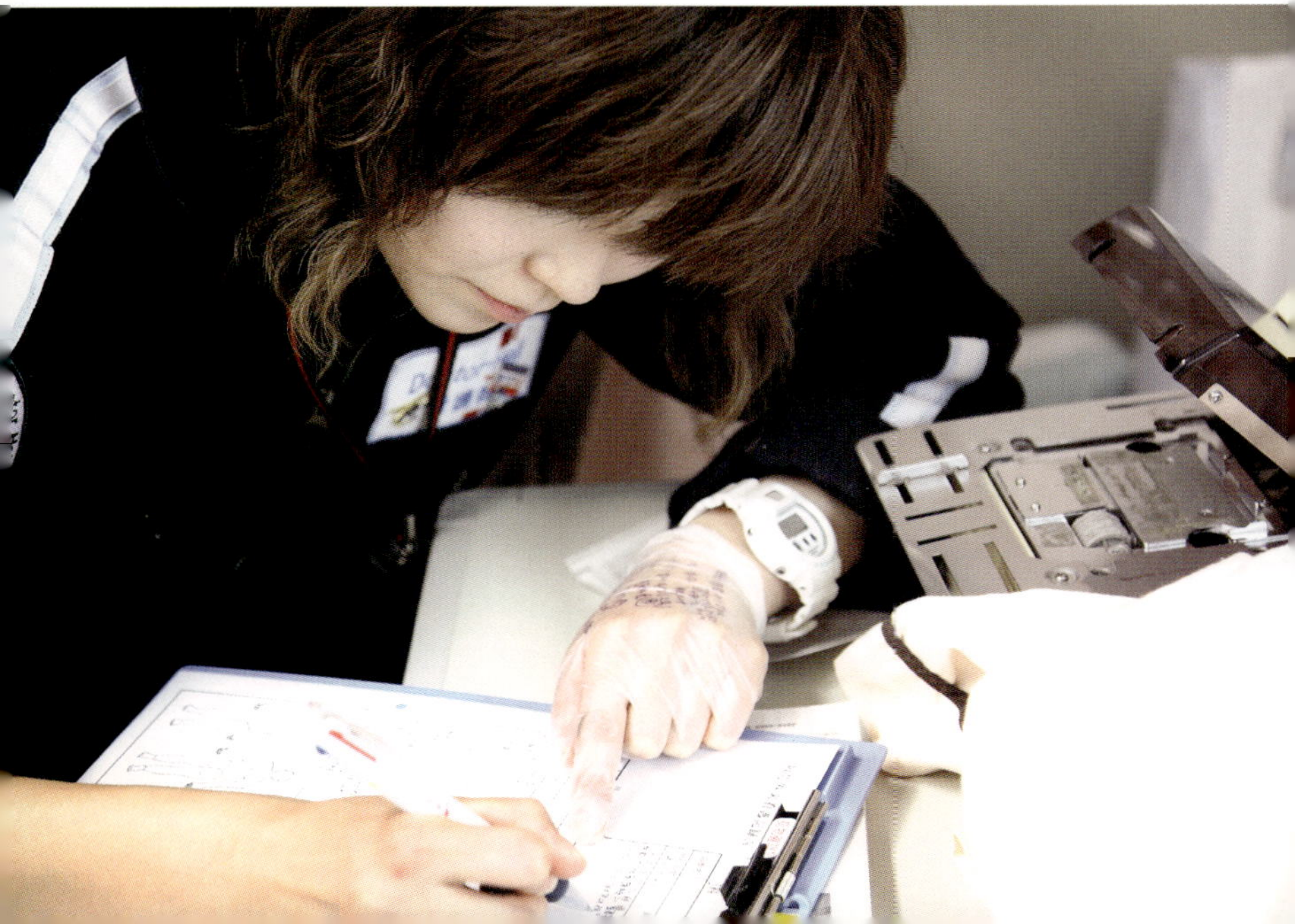

「静岡東部ドクターヘリ、離陸します」

ローターが回りだすと、ヘリの中にいても轟音《ごうおん》が耳をつんざきます。ヘッドホンを通さないとお互いが何を話しているのかもわかりません。

「冬は風があるから揺れるよー」

先にそう聞いていたからでしょうか。気分が悪くなったらどうしようと心配していましたが、思ったより気になりませんでした。

事故現場や患者さんのお宅近辺に向かっているというわけではなく病院間の搬送でしたので、ヘリ内にそれほど緊張感は漂っていませんでした。しかし、ＯＪＴが行われるこの三日のあいだにすべて手順を覚えておかなければという焦りで私の頭はいっぱい。記念すべき初のヘリ搭乗というのに、景色を見る余裕すらありませんでした。

迎えに行った先の病院で野澤さんが申し送りを聞いたあと、患者さんをヘリに乗せ、また順天堂静岡病院に戻ります。搬送前に処置を受けていた患者さんの状態は、落ち着いていました。

「これが現場だったらどうなるんだろう……」

思ったよりさまざまな医療機器が備えられているものの、レントゲンや血液のデータを測る器械があるわけではありません。

無事に患者さんを救急外来まで送ってしばらくすると、また病院間搬送の要請が入りました。

「あとは長谷川さんひとりでやってみてね。私も一緒に行くから」

そう言われ、緊張でおなかが痛くなってきました。でも「現場じゃないし大丈夫、さっき野澤さんがやってたのを見てたし、落ち着いてやれば大丈夫」と自分に言い聞かせながらヘリに乗り込みました。

「えーっと、迎えに行った病院で申し送りを聞いて……、それを救急外来に伝えればいいのよね……。あ、ヘリの中での患者さんの様子もちゃんと記録して……」

ローターと一緒に、私の頭の中もグルグルとフル回転。目的地の中伊豆までは十分程度です。気がついたときにはもう、ヘリは中伊豆リハビリ病院のグラウンドの上でホバリングしていました。

「静岡東部ドクターヘリ、着陸します」

あー、落ち着け、落ち着け。心の中で繰り返します。整備士さんがドアを開けたとたん、ひやりとした冬の外気がヘリに流れ込みました。

人って、強い緊張下に置かれるとわけがわからなくなっちゃうんですね。

先に患者さんの様子を見ればいいのか、それとも先方の看護師さんから申し送りを聞いたほうがいいのか、もう何をどうすればいいのかよくわからなくなってしまいました。優先順位を決める判断ができていなかったんです。

野澤さんに助けてもらいながら(というか、ほぼ指示通りに動いて)、なんとか救急外来で申し送りを終えることができました。

初日を終え、疲れと緊張と不安で重くなった体を引きずりながら救急病棟に戻ると、そこに勝間田さんと飯田さんがいました。

「どうだった?」

「あぁ~もぉ~、私にできるのかなぁ~」

毎日病棟で顔を合わせている先輩に声をかけられ、思わず力が抜けてしまいました。病院では、何かあったら助けてくれる仲間がたくさんいます。でもヘリの中では私ひとりぼっち。もちろんフライトドクターも同乗しますが、もし何かあったら……、迷惑をかけたら……と思うと、心細くてしょうがなかったのです。

「長谷川にできるかどうかは自分の頑張り次第だよ」

「やると決めたからには勉強してかないとな。わかんないことあったらなんでも聞いて」

一瞬心を包んだのは、「あれ、もしかして、私って〝ひとり〟じゃないのかな」という小さ

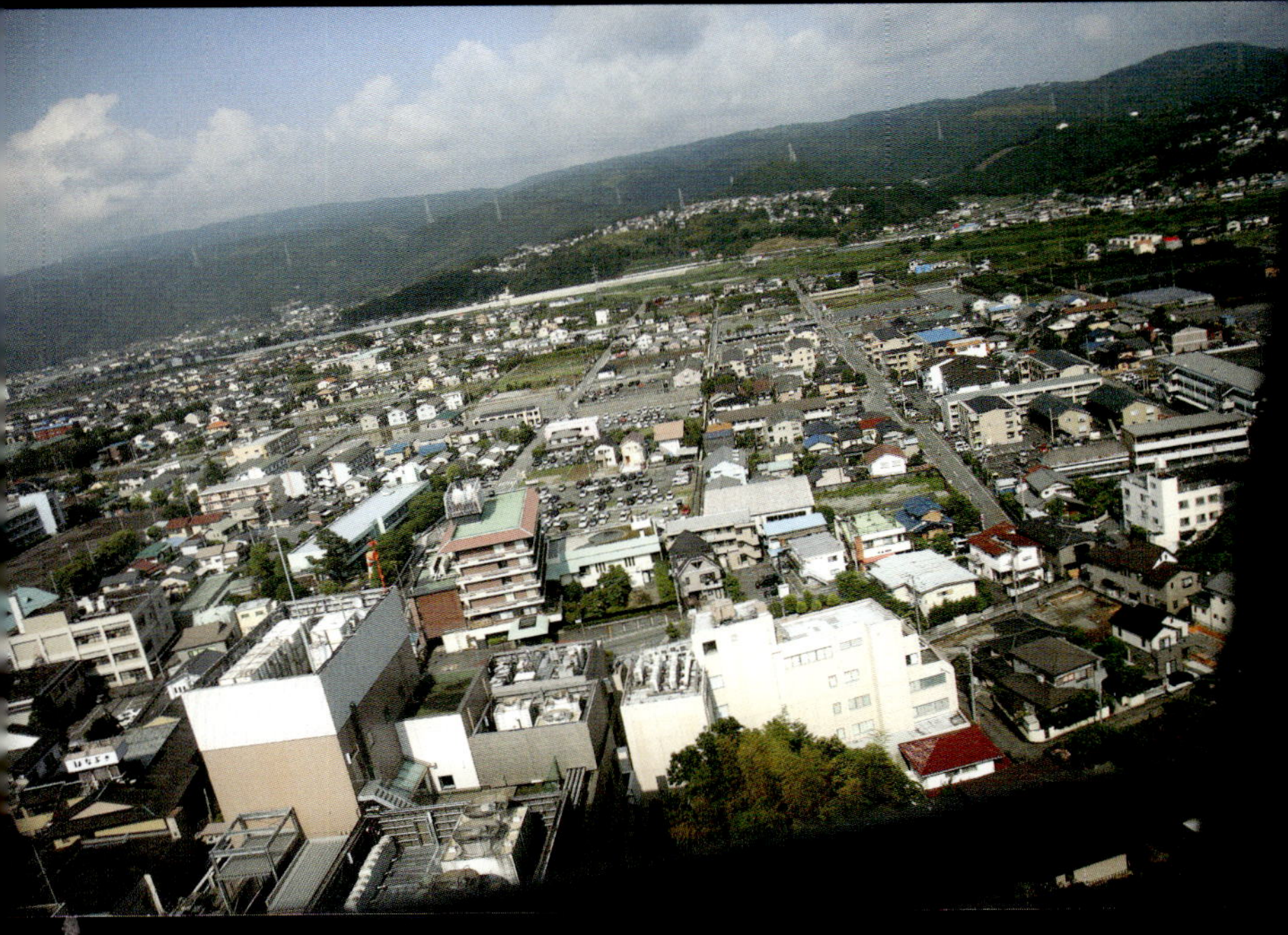

な安堵《あんど》感でした。

✚初めての出動

三日間のＯＪＴでは、結局一度も現場からの要請はありませんでした。先輩が一緒のうちに現場を体験しておきたかったのですが、しょうがありません。

二週間後、初めてのヘリ当番の日がやってきました。今日はもう、横で指導してくれる先輩はいません。私ひとりです。緊張でまたおなかが痛くなってきました。

初めてのホットラインは病院間搬送でした。場所はどこだったか記憶にありませんが「はぁー、現場じゃなくてよかったぁ」と安堵したことだけは覚えています。現地でドクターに指示を仰ぎながらなんとか仕事をこなし、無事に救急外来まで帰ってくることができました。

ほっとしたのもつかの間、しばらくしてまた次のホットラインが入りました。

「ホットライン入電、ホットライン入電。現場、天城」

恐れていた状況が訪れました。このとき救急外来では、加藤さんが仕事中でした。

「加藤さん……、現場みたいです…」

「大丈夫だから！　先生もいるし。落ち着いて」

心臓がドキドキして鼓動が烈しくなるなか、背中を押されるようにして運航対策室に向かいました。

「高齢の男性が観光中に倒れたらしい。胸痛を訴えています」

ホットラインを受けてから、五分以内に離陸しないといけません。「どうしよう、どうしよう」という不安を抱えながらも、足はヘリポートに向かっていました。

フライトドクターは、脳神経外科の中尾《なかお》先生です。

「大丈夫？　とにかく落ち着いてやればいいから！」

先生が私の顔を見て声をかけてくれました。このとき、自分がどんなに情けない顔をしていたのだろうかと思います。

患者さんは六十代ぐらいの男性。ご夫婦で旅行中、観光していた際に胸の痛みを訴え、時間が経つごとに苦しさが増して倒れてしまったという情報が無線で入ってきました。心不全、心筋梗塞《こうそく》などの心疾患である可能性が高いです。

「僕が呼吸確保のために気管に挿管するから、長谷川くんは点滴を確保して。でもやってみてできないとか、無理だと思ったら言ってくれていいから」

ヘリ内での打ち合わせのとき、ドクターが最後に付け加えてくれたひと言が心強く、極度の

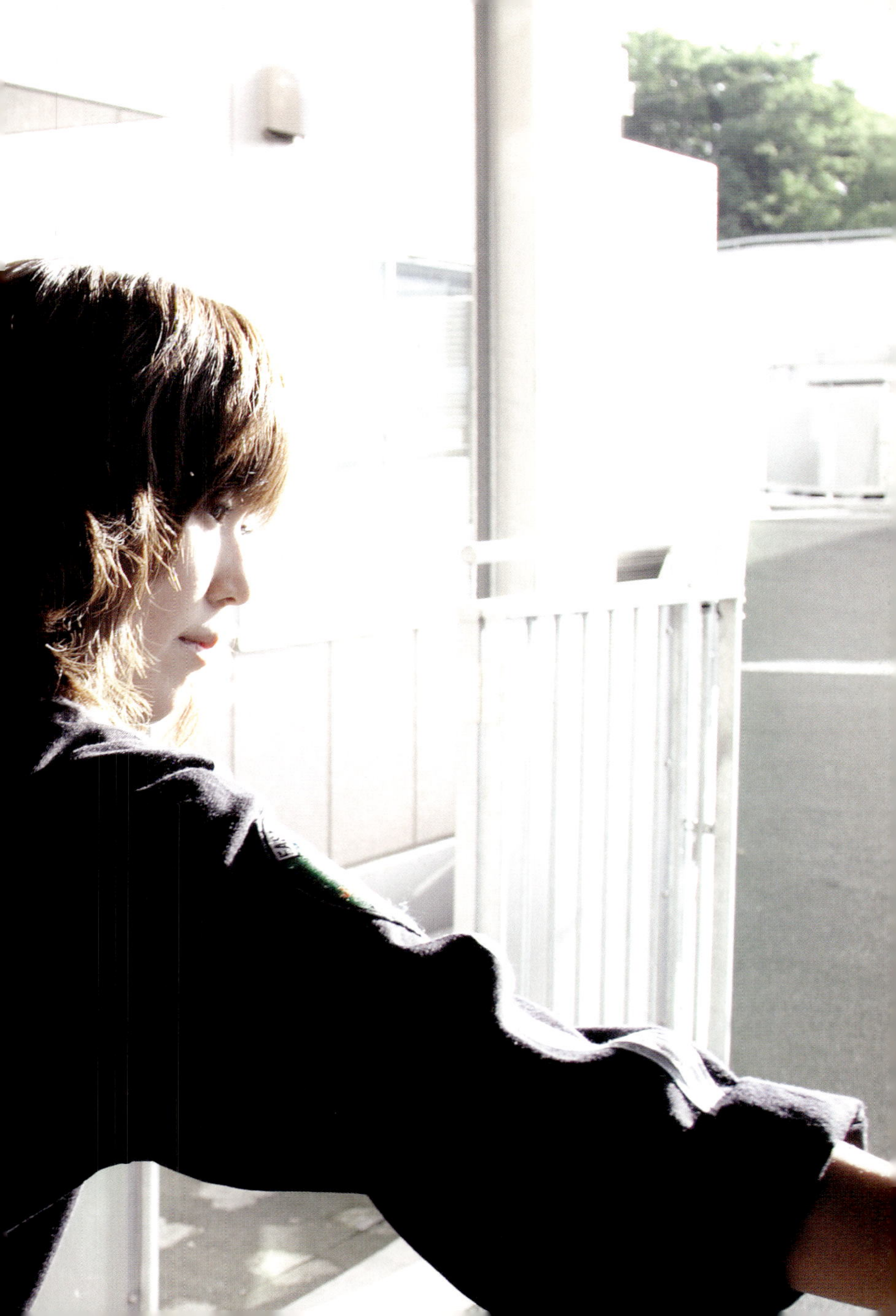

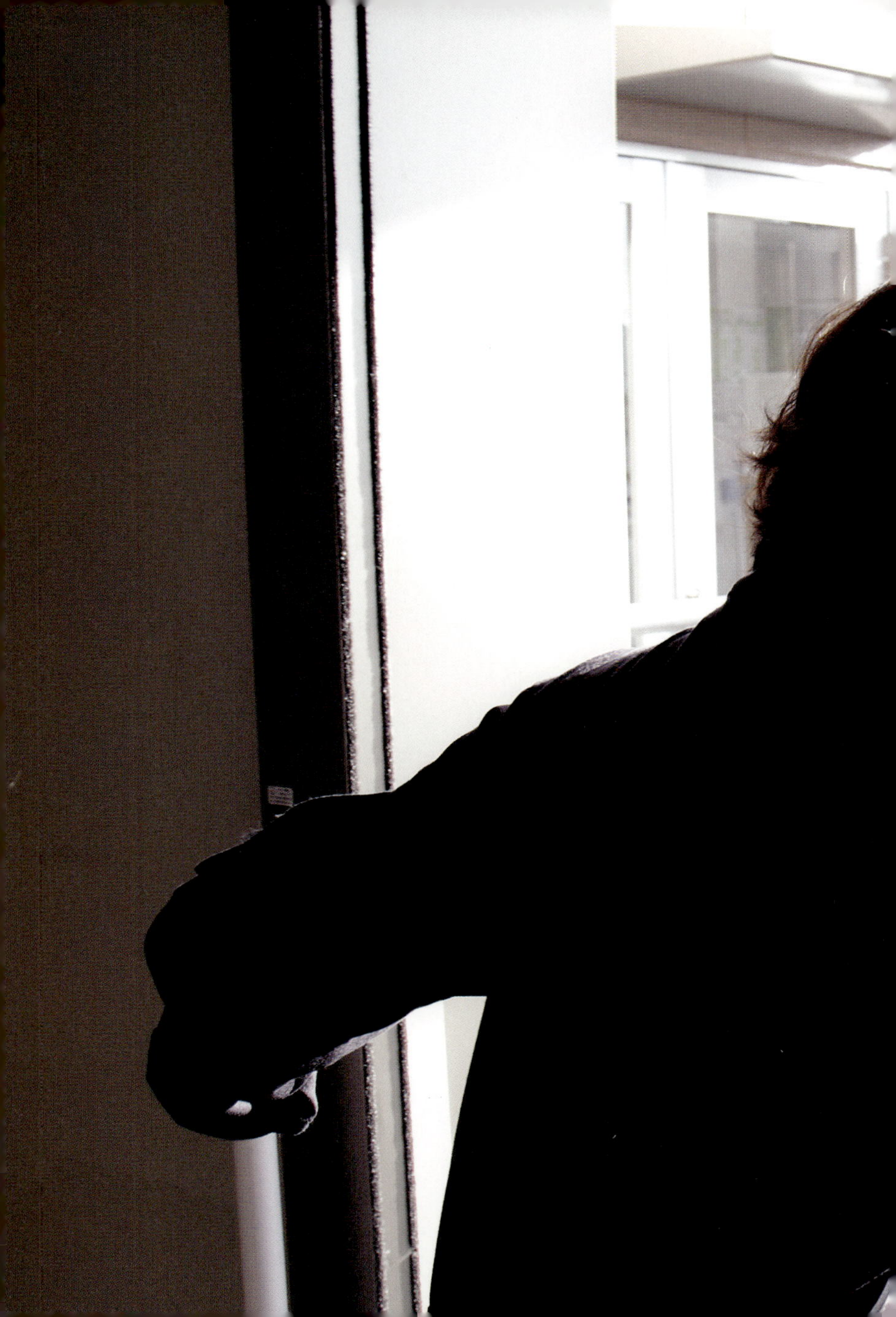

緊張状態から少しだけ冷静に戻ることができました。

現場近くにヘリが降りられそうな広い駐車場があるということで、急遽《きゅうきょ》、その場所に着陸することになりました。

「あと二分で着陸します」

上空から、駐車場に停まっている救急車が小さく見えました。

落ち着け、落ち着け……。

ヘリから飛び出すと、高台にある駐車場から崖下へ続く細い下り坂を、担架《たんか》を持った救急隊員がこちらに向かって登ってくるのが木々の隙間から見えました。

「すぐ処置ができるよう、救急車内で待機しよう！」

ドクターと一緒に救急車の後部座席に乗り込みました。ヘリ内は狭くて思うように動けないので、救急車内で処置をしてからヘリに乗せるのが基本的な手順です。

患者さんは意識がありません。先生が気管挿管をし始めました。一刻も早く血管を確保し、患者さんに薬を投与するのが私の役目です。

病院で点滴を受けた経験のある方は「点滴の針を刺すのって、そんなに難しそうに見えないけど？」と思われるかもしれません。しかし、それは比較的症状の落ち着いた患者さんが相手である場合に限られます。重篤な症状に陥っている患者さんは、血圧が急激に低下し、血管が非常に細くなっています。そのような状態で、点滴に耐えられる安定した血管を探し、輸液できる太さの針を刺して固定(確保)することは容易ではありません。しかも狭い救急車の中での作業です。「一刻も早く薬を投入しなければ」という焦りもあります。

「確保できました!」

自分に任された最も大切な仕事は達成できたものの、男性の状態を見ると安心してはいられない状況でした。

フライトナースには、付き添っているご家族に対してのフォローも求められます。しかしそのときの私は患者さんの処置に夢中になって、ご家族のことが頭から抜け落ちており、気がついたときには整備士さんが奥様をすでにヘリに乗せてくださっていました。

ヘリ内で、倒れたときの状況を伺っている最中、奥様は涙を流し、動揺されていました。一緒に元気で旅行に出かけたのに、まさかこんなことになるとは想像もしていらっしゃらなかったでしょう。ご家族の心配が痛いほど伝わり、悲しく、せつない気持ちになりました。

救急外来に送り届けて救命措置を受けているあいだも、奥様は「もうだめなんですか? 助からないんですか!?」と何度も聞いてきました。医師ではないので、私には何も答えることができません。

「今、処置をしていますからお待ちください」

なんのなぐさめにもならない、ありきたりな言葉しかかけられない自分。とにかく助かってほしい……、それしかありませんでした。

✚「私のせい!?」

「長谷川がさっき連れてきた患者さん、亡くなったよ……」

数時間後、救急外来で仕事中の私に、先輩が言いづらそうに声をかけてきました。

言葉が出ず、茫然《ぼうぜん》とその場に立ち尽くしました。坂を上ってくる救急隊員の姿、ヘリ内での患者さんの姿、病院で泣いていた奥様の姿……。ついさっき見た光景が次々と浮かんでは消えていったあと、「私のせいかもしれない」という絶望が襲いました。

「私じゃなくて、もし野澤さんや加藤さんが行っていたら、助かったんだろうか……」

ベテランのドクターが一緒についていたのですから、冷静に考えれば、看護師によって患者さんの命が左右されるなどということはあり得ないことです。しかしこのときは、そう簡単に割り切ることなどできませんでした。

「ホットライン入電、ホットライン入電。搬送、○○病院」

次の要請が入りました。立ち直れないまま、うつろな気持ちでヘリ対策室に向かいました。ヘリに乗ると、さっきの患者さんのことがいっそうはっきりと思い出されました。乗務中こそ集中できたものの、病院に戻るとまたそのことばかり考えてしまい、頭から離れることはありませんでした。

「今日は大変だったね」

一日の終わり、野澤さんと加藤さんが話しかけてくれました。

「長谷川さんにとって初めての現場だったのに、残念な結果になっちゃったね……。けど、この経験を無駄にしないで」

励まして元気づけようとしてくれていることは痛いほど伝わりましたが、恐ろしいほどの自責の念は、ちっとも去ってくれません。

自宅で「どうだった?」と迎えてくれた両親にも「うん…、まぁまぁだったよ」としか言えませんでした。あまりにショックで、話すことができなかったのです。

「私には向いてないんじゃないか」という気持ちはこのあと、一カ月先の次のヘリ当番までずっと続くことになります。

✚自分の意志でできること

次の日からは、また病棟で通常の仕事が始まりました。気持ちを切り替えて患者さんに接しなくてはいけないとわかっていながらも、ふとした瞬間に亡くなった男性のことを思い出し、いたたまれなさにしゃがみ込みたくなるようなことが何日も何日も続きました。

そのあいだも、同じ病棟に勤める先輩フライトナースの勝間田さんや飯田さんは何かと声をかけてくれました。夜勤で手が空いたときなど、「自信がない」「私には向いてない」と後ろ向きな相談を繰り返し持ちかける私に、嫌な顔もせず辛抱《しんぼう》強く付き合ってくれました。

「今回のことで、長谷川が気づいたこともいっぱいあるんじゃない？」

「俺も前のフライトでこんなことがあって……」

日々話を続けていくうちに、少しずつ少しずつ、固まった気持ちがほぐれていきました。ただ自分を否定するだけの状態から、「じゃあどうすればいいのか」ということを考えられるようになってきました。

いちばんの問題は、自分が「自信がないのにフライトナースをやっている」ことにあると気づきました。自信をつけるには経験を積むしかないのです。それ以外に自分の意志でできることいえば、勉強しかありませんでした。

フライトナース候補に選ばれてから、「ＢＬＳ（心肺蘇生法などの一時救命処置）」の資格の勉強を始め、この半年ほど前に取得していました。もちろんそれだけで安心していたわけではありませんが、本当に現場で役立つそれ以外の勉強を、どういう方法でやればいいのかわからなかったのです。

まず、先輩のフライトナースの乗務記録を見ることから始めました。「心疾患」ひとつとっても、さまざまな状況、症例があります。

「そうか、こんなときはこうすればいいんだ……」

先輩たちが積み重ねてきた記録を比較し、わからないときは医学書を参考にしました。経験不足を補うために、知識を積み重ねていきました。

私に限ったことではなく、メンバーはみな、こうやって自分の葛藤と戦ってきているのです。ひとりでも多くの命を助けたいという気持ちと、ときにそれが報われず、思い通りにならない現実。

「何のためにヘリに乗っているんだろう」

「何のために自分はいるんだろう」

フライトナースであれば誰もが経験する、自分の存在意義を否定してしまいたくなるほどの絶望。どん底まで塞《ふさ》ぎ込んでしまったとき、立ち直れるのは声をかけてくれる仲間がいるからです。

そしてまた「自分が救える命がある」と信じる心を取り戻し、今日もヘリに乗ることができるのです。

第6章

私たちにできること

私がフライトナースになって三年目の二〇〇七年五月に新メンバー・野村くんが新たに加わり、現在の八名体制が整いました。ヘリ出動件数は年々増え続け、昨年度は六百四件で、全国で十四機あるドクターヘリのなかで三位でした。立ち上げ当時の二〇〇四年は三百十三件でしたから、およそ二倍近くの数字です。

出動内容の八割は内因性疾患によるもので、あとの二割が外因性疾患です。内因性疾患のなかでも最も多いのが、心筋梗塞《しんきんこうそく》や心不全などの心血管疾患で、次が脳梗塞やクモ膜下出血などの脳血管疾患。この二大疾患が七割を占め、患者さんのほとんどは六十〜七十代の方です。次に続くのは、食道静脈瘤の破裂や下血、吐血などの消化器疾患、重症肺炎などの呼吸器疾患です。

搬送する患者さんの内訳

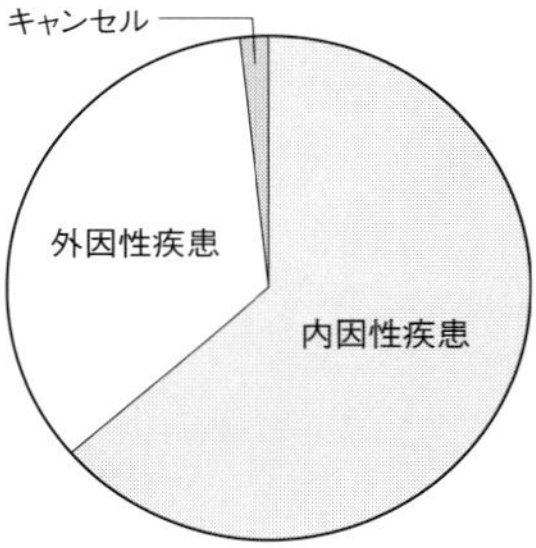

内因性疾患の内訳

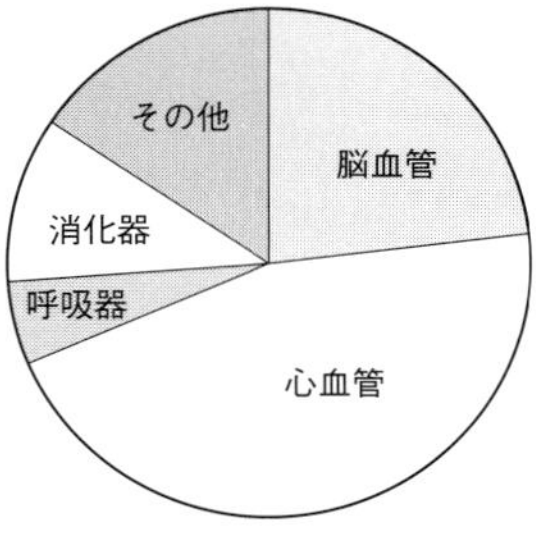

平成19年度　静岡病院調べ

外因性疾患のうち、半分は交通外傷患者です。次に多いのは転落で、工事中などの事故によるものがほとんどですが、観光地である伊豆という土地柄、ロッククライマーの事故もときおり起こります。三位は溺水《できすい》。多くは子供よりも、大人のダイビング中の事故です。全体的に見て、夏期は交通事故などレジャーに関連した事故症例が多く、冬期は心血管疾患、脳血管疾患など血管系の症例が多く見られます。

✚高速道路に降りる

ドクターヘリの強みは短時間で医師と看護師を現場に派遣できるということにありますが、交通外傷はその効果がもっとも表れるケースのひとつです。

ヘリ内には「外傷バッグ」と呼ばれるものが常時積まれてあります。中にはケガ人の首を固定する頸椎《けいつい》カラー(襟)、骨盤骨折の際に使用するバンド、気管切開の器具一式、胸にたまった水を抜くためのトラカール、傷口を洗う生理食塩水のボトルなどがぎっしり詰まっており、外傷の現場ではフライトナースがこのバッグを持って患者さんのもとへと走ります。

順天堂静岡病院から約三五キロ北上するとぶつかるのが、事故の多さで全国的に知られる東名高速道路です。

東名高速道路で事故が起きた場合、上りは大井松田インターチェンジまでを静岡県の消防署が担当し、それ以東は神奈川県消防が担当するというケースがほとんどです。

救急車が高速道路上の事故現場まで向かおうとすると、インターチェンジからしか進入できません。さらに中央分離帯があるため遠回りをしなければならないケースもあり、かなり時間をロスします。

その点、ドクターヘリは直接高速道路に着陸することが可能です。件数こそ全国で年間三件(平成十九年度)と決して多くはありませんが、複数の重傷患者が発生する大きな事故になるほど、高速道路にヘリが出動する意義は大きいと思います。

その、めったにない高速道路上への着陸を、勝間田さんはなんとこの四年間で、四回も経験しています。

二〇〇六年十一月のケースでは、朝七時半に勝間田さんが出勤したとたん、ホットラインが入りました。東名高速道路上で乗用車が単独事故を起こし、三十代の男性が二時間近くも車体にはさまれたままで意識が朦朧《もうろう》としているとのことでした。

ヘリの稼働時間は朝八時半からと決まっていますが、視界が良好でスタッフが揃ってさえいれば、時間外でも飛びます。すぐにフライトスーツに着替え、その間パイロットさんと整備士さんはヘリカバーを外し、急いで点検を始めました。

出勤から十分も経たないうちに、勝間田さんは空の上にいました。

救急隊からは「東名高速道路○キロ、ポスト地点」と現場の位置を知らせる情報が入っていましたが、それがどこなのかは地図に掲載されておらず、上空からはわかりません。

パイロットさんの判断でいったん大井松田インターチェンジの上空まで行き、道路に沿って静岡方面に下りながら探すことになりました。しばらくしてトンネル入り口付近の道路に救急車が停まっている事故現場を発見することができましたが、通行止め地点ギリギリまで渋滞の車が列をなしており、ヘリを停めるスペースがありません。

そこでトンネルの出口側へ着陸し、救急車でトンネルの中を走って迎えにきてもらうことになりました。フライトドクターとナースの勝間田さんを道路上に降ろしたヘリはすぐに上空に浮かび、待機するために近くのヘリポートへ向かいます。

現場ではまだ男性が下半身をはさまれており、ふたりが着いたのと、救助のための大型クレーンが現場に届いたのが同時だったそうです。男性はドクターの呼びかけにも応じられない状態でしたので、はさまれたままの状態で点滴を確保し、酸素投与を行うことにしました。

「開放骨折を起こしていなければいいが……」

折れた骨が皮膚を突き破るなど、皮膚の裂傷を伴う骨折のことを開放骨折と呼びます。骨折が体の内部だけで起きている状態とは違って、傷口から感染しやすく、六時間以内に手術を行わなければ危険だといわれています。ドクターはそれを懸念していました。

ヘリが現場に到着してから三十分後、ようやく男性が助け出されました。意識はなく、恐れていた開放骨折の症状が左足に見られました。事故が起きてから、すでに三時間以上経過しているはずです。救急車内で処置を行ったあと、ただちに近くの東海大学付属病院に搬送しました。

後日、手術が成功したとの連絡が病院に入りました。恐れていた感染もなく、その後約一カ月の入院を経て、男性は無事に退院したそうです。

✚とにかく降りる

当院の近くでは東名高速道路だけではなく、伊豆スカイライン、湯河原《ゆがわら》パークウェイ、箱根ターンパイク、箱根新道などの有料道路が多く走っているため、交通外傷の症例が頻繁に起こる地域です。

山の中を縫うようにして道路が走っており、観光地で渋滞も起こりやすいことから、地元消防署の救急車よりもヘリのほうが先に現場に着くこともしばしばです。

昨年の春、伊豆スカイラインでバイクがカーブを曲がりきれずに単独事故を起こしたとホットラインが入りました。転倒してガードレールにぶつかっている状態だといいます。

ヘリで向かっていると、救急車が現場に向かってスカイライン上を走っている様子が上空から見えました。ということは患者さんは今、なんの処置も受けていない状態で現場にいるということです。救急車の到着まではまだかなりの距離があるようでした。

「あのぶんだと、救急車が着くまでには相当時間がかかるな」

ドクターは患者さんの様子を心配していました。私たちが着陸しようと思っていたランデブーポイントから現場までも少し距離がありますから、救急車が迎えにくるのを待つか、走って現場まで行くしかありません。

「どうしますか」

パイロットさんがドクターに尋ねました。

「待っていたら時間がかかる。もしスカイラインの上に降りられるならお願いします」

整備士さんが無線で地元消防署に連絡すると、「安全が確保できるのなら」という条件で道路上への着陸許可が出ました。これが高速道路上ならば、道路公団の方々が通行止めにしたあとなければ道路上に着陸することは不可能です。

平日で、幸いにも車の往来が少ない時間帯でした。上空からは交通状況が一目瞭然《いちもくりょうぜん》ですので、上り下りともに車が来ていないタイミングを見計らい、着陸の準備を始めました。機体の幅を考慮し、周囲の木々や電線に触れないようにしなければならないので、パイロットさんの熟練の技が求められる難しいケースです。

いつもは救急車のほうが早く現場に着き、患者さんの状態を無線で上空に送ってくれるのである程度の処置方法が予測できます。しかし今回は詳しいことがまったくわからないので、どんな器具をどれくらい持っていけばいいのか判断が難しいところでした。ヘリは私たちを降ろしたらすぐに上空に飛び立ち、所定のランデブーポイントに移動しなければならないので、足りないものを取りに戻るということができません。

外傷バッグを持ち、ドクターと飛び出しました。ヘリは私たちを降ろすとすぐに垂直上昇し、ランデブーポイントへ向かいました。

最悪の状況も想像していましたが、患者さんは生命に危険があるような重篤な状態ではなく、ひとまず胸を撫でおろしました。診察をしているうちに救急車が到着したので車内に患者さんを運び、素早く処置を行います。現場では、環境が安定している救急車の内部で処置を行うことが多いのです。処置後、ヘリで病院に戻り、即手術。何日かの入院ののち、この患者さんは無事に退院されました。

伊豆スカイラインでは、もっと緊迫した場面もありました。運転中のご主人が急に意識を失って倒れてしまい、同乗していた奥様が携帯電話で一一九番通報をした症例です。

現場は、ちょうど道が二股に分かれるジャンクション付近でした。ひと足先に現場に到着した救急隊員からは、心肺停止状態を起こしているという無線連絡が入ってきていました。非常に危険な状態です。そのときパイロットさんが、Y字に分岐する道と道のあいだにある、わずかな芝生コーナーに着陸してはどうかと提案してきたのです。

「えぇっ!?」

いくらなんでも無謀なのではないかと思いました。上空から見ると、本当に猫の額ほどしかないのです。しかし患者さんの状態を考えると、もし可能なのであれば、その選択がベストであることは明らかでした。

「急いで!」

焦る私たち医療スタッフの心配をよそに、ヘリはスッとその狭い緑地に着地しました。駐機まではできないので、ドクターと私は急いで機から離れます。

全速力で救急車に駆け寄りました。心肺停止状態だったため、ヘリ到着前から救急隊員の方が心臓マッサージを行っています。

呼吸がなかったため、ドクターが気管挿管します。私は血管を確保し、薬剤を投与。除細動器を準備作動させました。一刻も早く病院へ戻ったほうがいいという判断がドクターから下されました。

早期の処置が幸いしてこの患者さんも一命をとりとめ、救急病棟から一般病棟に移り、着実に回復へ向かわれています。

✚「四人重傷！」

交通事故はしばしば、ひとつの事故で何人もの患者さんを発生させる「多数傷病」に発展します。こんな困難な状況のときこそ、ヘリの強みを生かした救助ができると考えています。

昨年の夏、飯田さんがヘリ当番の日のことです。バイクが単独で事故を起こし、ひとりがケガをしているというホットラインが入りました。しかしいざ救急隊が現場に到着してみるとバイクなどどこにもおらず、そこには大破した乗用車があったのです。運転席と助手席には男性と女性がはさまれており、後部座席にはふたりの子供がいました。救急現場では情報が錯綜《さくそう》していますので、まれにこのようなことが起こります。親子と見られる四人は全員重傷でした。その情報は、上空にいる飯田さんとフライトドクターに伝えられました。ヘリ内には偶然にも医師がふたり乗っていたのがせめてもの救いでしたが、初めの情報とあまりに異なる様相にヘリの中は騒然となりました。

現場に到着すると、両親は車と壁にはさまれて身動きが取れない状態でした。後部座席でぐったりしているふたりの子供を先に救出し、救急車内で診察します。

多数傷病でも、軽傷がひとりもおらず「四人重傷」という症例はめったにありません。ヘリに乗ることができる人数も、機器の数にも制限があります。何を、誰を優先すべきかを短時間に決定しなければなりませんでした。

そこで下した決断は、とにかく一刻も早くふたりの子供を静岡こども病院に搬送するというものでした。医師がひとり付き添い、もうひとりの医師は車体にはさまれて抜け出せない両親の救助にあたります。

ヘリ内には、ベッドも点滴も心電図モニターもひとつしかありません。狭いベッドに子供ふたりを寝かせ、より重傷だと思われるほうに点滴と心電図モニターを使用することになりました。無事病院まで送り届けると、ヘリはそのまま現場に引き返しました。

現場近くのヘリポートには、先に助け出されたお母さんがちょうど救急車で運ばれてきていました。ただちにヘリに乗せ、今度は順天堂静岡病院へ移送します。この間にも、現場ではもうひとりの医師がレスキュー隊、救急隊とともにお父さんの救助にあたっています。ヘリは三回目の現場に引き返しました。

現場から十分という速さでこども病院に運ばれたふたりは、検査の結果ひとりが腹腔《ふくくう》内出血、ひとりが頭蓋骨内出血と非常に危険な状態でした。しかし適切な処置の結果、数日後には重篤な状態から回復することができたのです。もしヘリが出動していなかったら、病院での処置は二時間近く遅れていたでしょう。

お母さんも順天堂静岡病院で順調に回復していきましたが、とても残念なことに、最後に救出されたお父さんだけお亡くなりになったのです。

「三人の命が救えたからそれで良かった」と考えるヘリスタッフは誰ひとりいませんでした。

「もっとやれることがあったのではないか……」

ドクター、ナース、すべてのヘリスタッフにとって、この日の出動は忘れられないものになっています。

しかし「ありがとうございます。入院している子供たちに会いに行ってきます」と自力で歩行して退院していったお母さんの姿に、私たちフライトナースがほんの少しだけ、救われたことは確かです。

✚脳挫傷の少年

私にとって忘れられない出動は、二〇〇五年の夏、御殿場で起こった事故です。夕方に、小学生がトラックにはねられたというホットラインが入りました。夏だったので日没が遅く、幸いにもまだ出動できる時間帯でした。

この日のフライトドクターは、脳神経外科の中尾先生でした。ヘリ内では、患者が小学三年生の男の子であること、頭から血を流して意識がない、という情報が無線で次々と入ってきました。

傷ついている子供を見るのは本当に辛いものです。看護師を何年やっても、いまだに慣れることはありませんし、これからも無理だと思います。苦しんでいる本人だけでなく、そのそばで正気を失うほどの不安に襲われているご家族の姿を目にしたとき、自分のことのように心が痛みます。

「助かってほしい……」

救急車であれば御殿場まで一時間以上かかりますが、ヘリでは十分程度で向かうことができます。現場ではドクターの診断の結果、頭蓋骨が骨折し、脳挫傷《のうざしょう》の可能性もあることがわかりました。意識もなく、生命に危険をおよぼす可能性の高い、非常に重篤な状態でした。ただちに病院へ連れて行き、手術をする必要があります。

ヘリ内で点滴や酸素投与を行いましたが、意識は戻りません。救急外来では、帰途中のヘリから無線連絡を受けたドクターとナースらが検査や手術の準備を整え待機していました。男の子はすぐにカーテンの奥へ運ばれていきました。

私たちフライトナースの仕事はここまでです。しかしその後も経過が気になり、何度となくその様子をスタッフに尋ねました。深夜に手術が終わり、命は助かったものの、必ず意識が戻るとは断言できない状況だそうでした。

手術後は、私が勤務する救命救急センターに入院しました。両親がつきっきりで付き添うなか、その男の子は数日後に意識を取り戻したのです。人間の生命力とは本当に不思議なものですね。その日を境に彼は驚異的な速さで回復していき、なんと二週間後には元気に退院することができました。そのときのご家族の笑顔を、今でも忘れることはできません。

ヘリで現場に出動しても、残念ながら、毎回必ずしも命が救えるわけではありません。辛さや苦しみ、無念の思いを抱えながら仕事をすることもしょっちゅうです。でもこんなふうに、元気になった患者さんやそのご家族の笑顔を見ることができたとき「あぁ、ヘリに乗っていて本当に良かった」と心から思えるんです。

✚事故もさまざま

外傷の症例は交通事故に限りません。伊豆は山に囲まれていますので、転落事故が多く見られる地域です。そのうちほとんどは農作業や工事中の事故によるものです。

山の斜面で重機を使用して作業している際に、重機と一緒に七メートルほど下まで転落してしまった男性がいました。タイヤの下にはさまれていると要請が入ったのですが、ヘリで現場に向かってみると、幸運なことに積もった落ち葉の上に落ちたおかげで体が沈み込み、助け出されたときにはほとんど無傷だったのです。結局、一泊二日の入院で退院されました。

崖で草刈りをしていたおばあさんが足をすべらせて岩で頭を強打し、ひどく出血しているという要請もありました。現場に着くと、おばあさんは自分で頭を洗って血を洗い流し、タオルで患部を押さえたまま玄関で座って待っていたのです。しかし、よくそんなことが自分でできたものだと驚くほど頭皮がむけ、かなり出血もしていました。

後頭部のケガなので自分の目で確かめることができず、程度がわからなかったのでしょう。傷を見てしまっていたら、おそらくこのような冷静な処置はできなかったと思います。初めは笑顔さえ浮かべていたおばあさんはその後すぐに貧血でショック状態になり、ヘリで病院に運び込まれて緊急手術を受けました。しかし頭蓋骨や脳に損傷がなかったことが幸いし、その後は順調に回復されました。

✚抜くか？ 抜かないか？

石倉美穂子《いしくらみほこ》さんが出会った症例は、あらゆる事故を見てきたフライトナースにとっても衝撃的なものでした。

農作業中の男性の腿に、耕運機の刃が刺さったという要請です。

初めての症例なので、現場に着くまでは、どんな大きさの刃がどれぐらいの深さで刺さっているのか、出血はどの程度なのか、まったく想像がつきません。フライトドクターが外科専門の中山《なかやま》先生だったことが、不幸中の幸いでした。

現場近くのランデブーポイントに着陸し救急車で向かったところ、広大な畑の真ん中で、救命救急士に囲まれた九十歳のおじいさんがいました。季節は真冬。周囲には北風をさえぎるものは何もありません。見ると、刃は思ったよりも深く腿に食い込んでいます。まず、この場で刃を抜くべきかどうかが問題でした。刃を外した場合、傷口から一気に大量の出血が起こることも考えられます。

また、抜くとしても、その刃を早急に無理やり抜くのか、それとも本体と刃をつなぐボルトを外してからゆっくり抜くのか、救急隊員もドクターもすぐには判断がつかない状況でした。

そのうち、おじいさんはガタガタと震え出しました。この寒空の下に、重傷を負った人を長時間放置することは危険です。体を毛布でくるんで体温の低下を防ぎ、そのままの姿勢で点滴を確保しました。

検討した結果、大量出血を避けるため、この場で刃を抜くことはやめたほうがいいということになりました。ヘリで搬送するには刃の根元をエアカッターで切断し、耕運機と切り離すほかありません。

油漏れを起こしている耕運機に火花が引火しないよう、本体を布で包み込んでから作業は行われました。おじいさんの容態は予断を許さない状態ですが、時間は刻々と過ぎていきます。救出後に一刻も早くヘリに乗せるべく、近くのランデブーポイントで待機しているヘリに、畑まで来てもらうことになりました。

近所の方々が固唾《かたず》を飲んで見守るなか、上空にヘリが姿を現しました。轟音《ごうおん》を響かせながら畑に着陸するその様子は、ヘリを見慣れたフライトナースの目にも、勇ましい英雄のように映ったそうです。

おじいさんはすぐに近隣の病院に運ばれました。左足に開放骨折が見られたものの、早期治療が幸いして命に別状はありませんでした。

✚とにかく呼んでほしい

現場では、このように想像もつかない事件が頻繁に起きています。こうしてお話ししていると、私たちドクターヘリスタッフばかりが働いているようですが、患者さんを助けるためにはもちろん、現場にいち早く駆けつける救急隊員の方々の力が不可欠です。

私たちが現場に駆けつける頃は、各消防署に所属する救急救命士ら救急隊員の方々が、ある程度処置をしてくださったあとです。したがって私たちが、思わず目を覆いたくなるような無《む》残《ざん》な状態に置かれた患者さんを目の当《ま》たりにすることは、あまりありません。本当に大変なのは、そして本当に勇気を必要とするのは、どんな状況なのか詳しいことがわからないままに最初に現場に乗り込む救急隊員なのです。

そもそも、ヘリを出動させるかどうかを決定するのも救急隊員です。一一九番通報を受けて、まず救急隊員が現場へ駆けつけ、ヘリを呼んだほうが良いと判断した場合に初めて病院にホットラインを入れます(まだ少数ですが、一一九番通報の内容次第で、現場を見なくても重傷だと判断できる場合は、消防署がじかにホットラインを入れることもあります)。

ヘリ立ち上げ当時は、救急隊員の方々も、どんなときにホットラインを入れればいいのか判断に迷うことが多かったようです。

ヘリを飛ばすには一回につき五十万円程度の経費がかかり、その費用は国と県が負担しています。お金もかかるうえに、轟音とともに仰々《ぎょうぎょう》しくやってくるわけですから、気軽に呼びつけるのは気が引けるという気持ちもわかります。

そこで私たちの病院は、判断に迷ったときにはとりあえず要請をしてほしいと付近の消防にお願いしました。出動した結果、ヘリを呼ぶほどの重傷患者ではない「オーバートリアージ」(万が一のために、患者の状態を重めに判定すること)であったり、また情報が間違っていて、途中でキャンセルされることになってもまったく構わないというのが私たちの考えです。

使われてこそドクターヘリの意味があります。経験を重ねれば重ねるぶんだけ私たちは学ぶことができ、結果、救急現場での活動がより良いものになっていくからです。

「オーバートリアージでもいいので、遠慮なく要請をかけてください！」

四年間そう言い続け、現場で救急隊員の方々とコミュニケーションを重ねていくうちに、かけがえのない信頼関係を築けたようにスタッフ全員が感じています。ただでさえ人手の足りない緊急現場で、救急隊員の方々の「何か手伝えることあったら言ってください！」という心強いひと言がどんなにありがたいか……。

現在は年に二回ほど地元消防の救急隊と「事後検証会」を開き、お互いに「顔の見える関係」をモットーに、勉強を続けています。こうしたたくさんの人々の力が集まってこそ、ドクターヘリは飛び続けていられるのです。

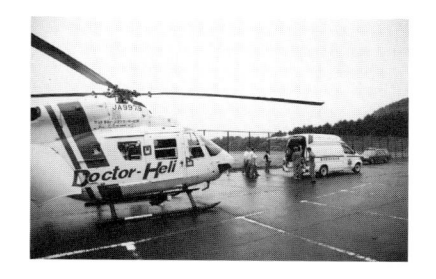

第7章

大切な大切な命を

フライトドクターとフライトナースは、ヘリ要請のホットラインから五分以内に飛び立つことを目指して準備をします。このときドクターがヘリ内に持ち込む「ドクターバッグ」をあらかじめ用意しておくのはナースの仕事です。

ドクターバッグの中には何種類もの薬品や診察器具、点滴に必要な物品などさまざまな物が入っています。現地に到着して患者さんのもとに走って行くとき、ドクターはこのバッグと超音波診断器(エコー)などを持っていかなければならないのですが、立ち上げ当初は、このドクターバッグだけでなんと一〇キロもあったのです。

米袋を抱えて走るようなものなので、当然、速く走れません。ナースのほうも、点滴を温める加温器や心電図モニター、外傷バッグ、記録ボードなど荷物がたくさんありますから、代わりに持ってあげることができないのです。一刻も早く患者さんのもとに着くために、なんとかならないものかと誰もが思っていました。

「ちょっと工夫してみない?」

そんな先輩ナースの声で、ドクターバッグの中身を見直してみることにしました。処置をするうえで必ず必要になる「輸液」は、一本五〇〇ミリリットル。二本入れたらもうこれだけで一キロです。

「これって、そんなに何本も現場に持ってかなくてもいいんじゃない？」

「たしかに、予備はヘリ内に置いておけばいいですよね」

「この薬、小さいサイズでよくない？」

「ルートもあんまり使わないね」

見直しの結果、一〇キロだったドクターバッグが四キロ減！　使用頻度の低い物はヘリに置いておく、と考え方を変えることによって六キロまでスリム化することができました。

こんなフライトナースの工夫から生まれた「オリジナルグッズ」もあります。

外傷の患者さんのなかには火傷《やけど》の症例も多く見られます。建設現場、または工場においての勤務中の事故がほとんどです。

火傷を負われた方には点滴が不可欠ですが、患部がまさに腕だった場合、皮膚がボロボロになっていて、点滴のチューブをテープで固定するのがとても難しいのです。かといって、抜けないようにナースがずっと押さえていては他の処置ができなくなります。

そんなとき「手が動かないように、優しく支える固定具を作ってみようよ」という話が出ました。フライトナースの矢田さんの手をモデルに、手首から腋下までをギプスを作る石膏《せっこう》でかたどれば、長い筒を縦に半分に切ったような医療器具、通称「やたの手」の完成です。これなら腕に直接テープを貼らなくても、この上に腕を置くだけで動かないようにしてチューブを固定できます。傷病者の両腕に点滴を取る場合を想定して、もう一本同じものを作りました。

今では「すみません！〝やたの手〟持ってきてください！」と言えば整備士さんがすぐに持って来てくださるほど、ヘリスタッフ内に浸透しています。

✚「あっ忘れた！」

ここまではカッコいいことばかりお伝えしてしまいましたが、冒頭で「忘れ物女王」と宣言した通り、うっかりエピソードもたくさんあるんです……。

まずは看護記録を現場に置き忘れてきちゃったケース。患者さんをヘリに乗せ、搬送先の病院の看護師さんに申し送りをしようと思ったら「あれ、ない！」。言い訳をするようですが、処置に夢中になって置いてきちゃったのです。無線から入ってきた患者さんの情報や、現場で行った処置、バイタルサインなどがすべて書いてあったのに……。しかたないので覚えている情報を口頭ですべて伝えました。

病院に帰り着いてしばらくすると、救急外来に他の患者さんを連れてきた救急隊員の方が「そういえばさっき、現場にこれ忘れてましたよ」と、届けてくれました。助かりましたが、

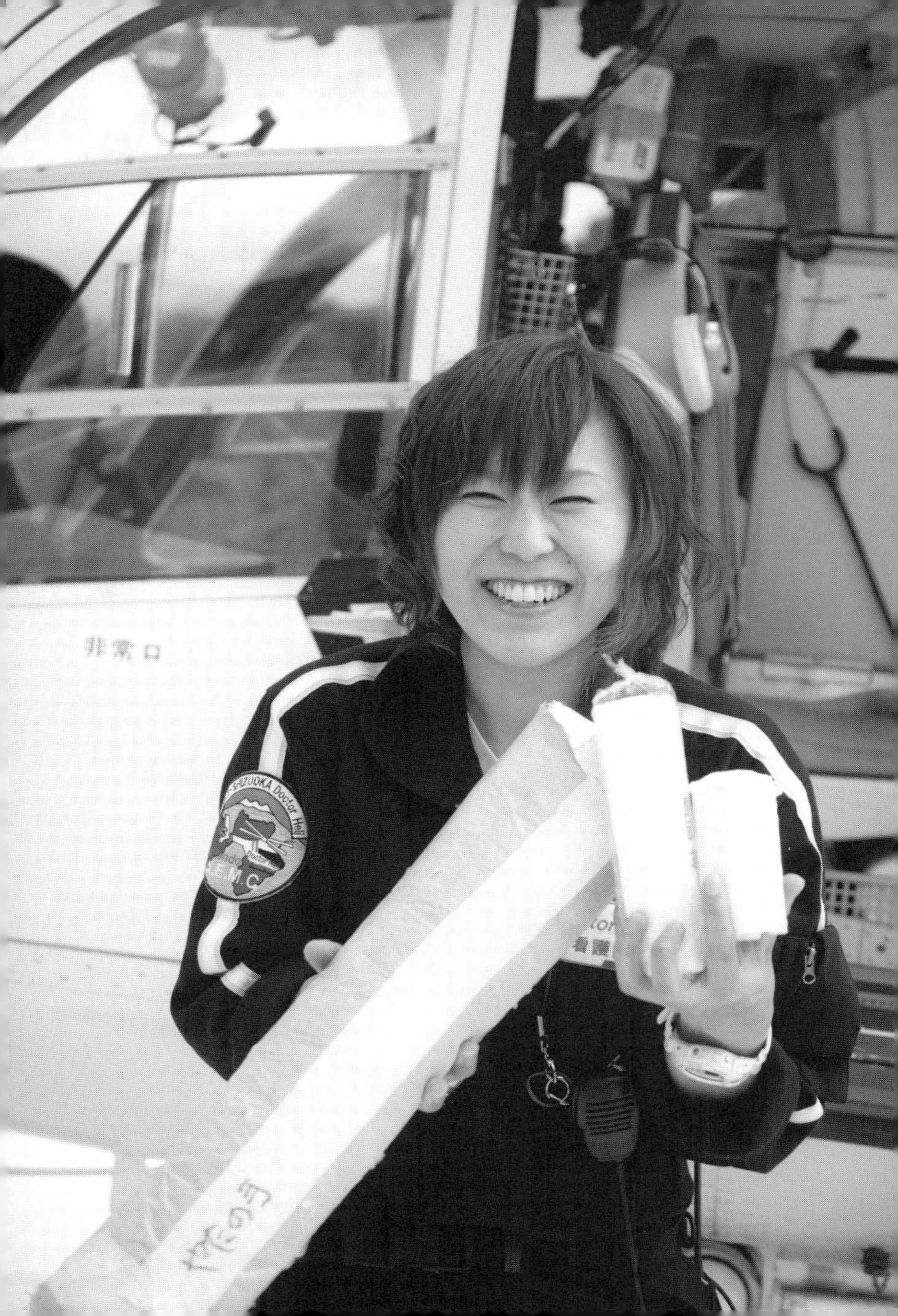
非常口
SHIZUOKA Doctor Heli

恥ずかしさで顔が赤くなってしまいました。

もっとひどかったのは、エコーの器械をそのまま忘れてきてしまったこと。そういえばこれも、あとから救急隊員の方が持ってきてくれたっけ……。極めつけは、あやうく研修医の先生を現地に置いて帰りそうになったことです。いつもはドクターがひとりしか乗っていないので、みんな乗り込んだとばかり思っていたのです。

「さぁ、出発しましょう！」と乗り込んだはいいものの、「あれ、なんか足りない……？」。飛び立つ前に気がついて、ほんと良かったです。

フライトスーツのチャックが処置中に開いてしまっているのに気づかず、救外に戻ってから先輩に指摘されるなど、小さなうっかりはしょっちゅう。でも私だけじゃなくて、みんなも意外とやってるんですよ。あまりにもフライトナースに忘れ物が多いので、そのつど記録しておき、忘年会でその年いちばんの「忘れ物王」を決めることにしています。不名誉な称号を手にすることのないよう、みんな頑張っていますが、いちばん迷惑しているのは救急隊員の方ですよね……。

✚患者さんを待たせない

こんなうっかり者の私でも、最近はごくごくたまに褒《ほ》められるようになってきました。

「たくましくなってきたね～」

「センターに移ったばかりの頃はさぁ……」

昔に比べると今はまし!?という程度なのかもしれませんが、最近は少しずつ、自分のペースがつかめてきたのではないかと思っています。

ささいな変化ですが、ヘリ当番のときは、ウエストポーチの中身をひと工夫することにしました。シリンジや消毒セットなど、種類別に並んでいるのを一回使う分だけひとまとめにしてみたりと、小さな工夫ですが、自分なりの「効率」がわかってきたと感じています。

病棟勤務のときは、「患者さんに言われたことをあと回しにしない」をモットーに仕事しています。やることはたくさんありますので、重要度によって優先順位を決めなければならないのは当然です。でもどちらを優先すべきか迷ったときは、自分が決めるしかありませんよね。

「点滴のテープがはがれそうで気になるの」

「汗かいちゃったから着替えたいんだけど手伝ってくれる?」

そんなとき「あとで行きますね」ではなく、なるべくすぐにやることに決めています。もちろんできないときもありますが、そんなときは介護福祉士さんにお願いするなど、「患者さんを待たせない」ことを心がけています。

しばらく続けていると「あれ？　患者さんに信用してもらえるようになったのかな」と感じられるようになってきました。名指しでお願いごとをされる機会が増えたり、「いつもニコニコしていていいね」と褒めていただいたり……。

お願いごとがあるとき「今すぐじゃなくてもいいからね」とひと言付け加えてくださるようになった患者さんもいました。

「長谷川さんはあとで確実にやってくれるから」と、私を信頼してくださってのひと言なのだろうと、とても嬉しく思いました。患者さんと信頼関係を築くには、まず自分が変わらなければならないと身をもって実感した出来事です。

✚学び続けるということ

一見、テレビドラマのように(?)華やかに見えるフライトナースの仕事ですが、見えないところではさまざまな苦労があります。

まず「勉強」に終わりがないことです。救命救急はありとあらゆる症例を扱いますから、すべての病気に詳しくなる必要があります。看護師になって十年以上経つ先輩でも、今も頻繁《ひんぱん》に医学書や参考書で勉強しています。

資格の勉強も必要です。フライトナースには、取得しておくべき資格が三つもあります。ひとつは、人工呼吸、心臓マッサージなどの心肺蘇生法を対象とした「ＢＬＳ」、これをランクアップさせた、高度な心肺蘇生法を対象とした「ＡＣＬＳ」、交通事故などの外傷患者に対する、病院搬送前の適切な外傷観察・処置を対象とした「ＪＰＴＥＣ」です。

これに加え、医事無線の免許も持っていると実践でなお役立ちます。私たちより先に加藤さんが東京で、他のみんなは修学旅行気分で沼津まで受験に行きました。目的の半分は、帰りに「打ち上げ」と称して開いた飲み会なのではという声もありますが……。

立ち上げ当初のリーダーであり、お子さんが三人いらっしゃる野澤さんは、看護師としてのキャリア十九年目にして「救急看護認定看護師」に挑戦中です。

この資格を取得するには、現場での実務経験が五年以上（うち、三年以上は認定看護分野での経験）必要です。そのうえで経験症例を五例以上レポートにまとめ、受験審査に応募します。受験資格そのものが、この審査に通って初めて得られるのです。試験合格後は半年間、研修センターに通って救急看護の専門知識を学びます。野澤さんは東京の研修センターに通うために家族と離れ、半年間勉強に没頭していました。現場で働き続けている以上、看護師には「ゴー

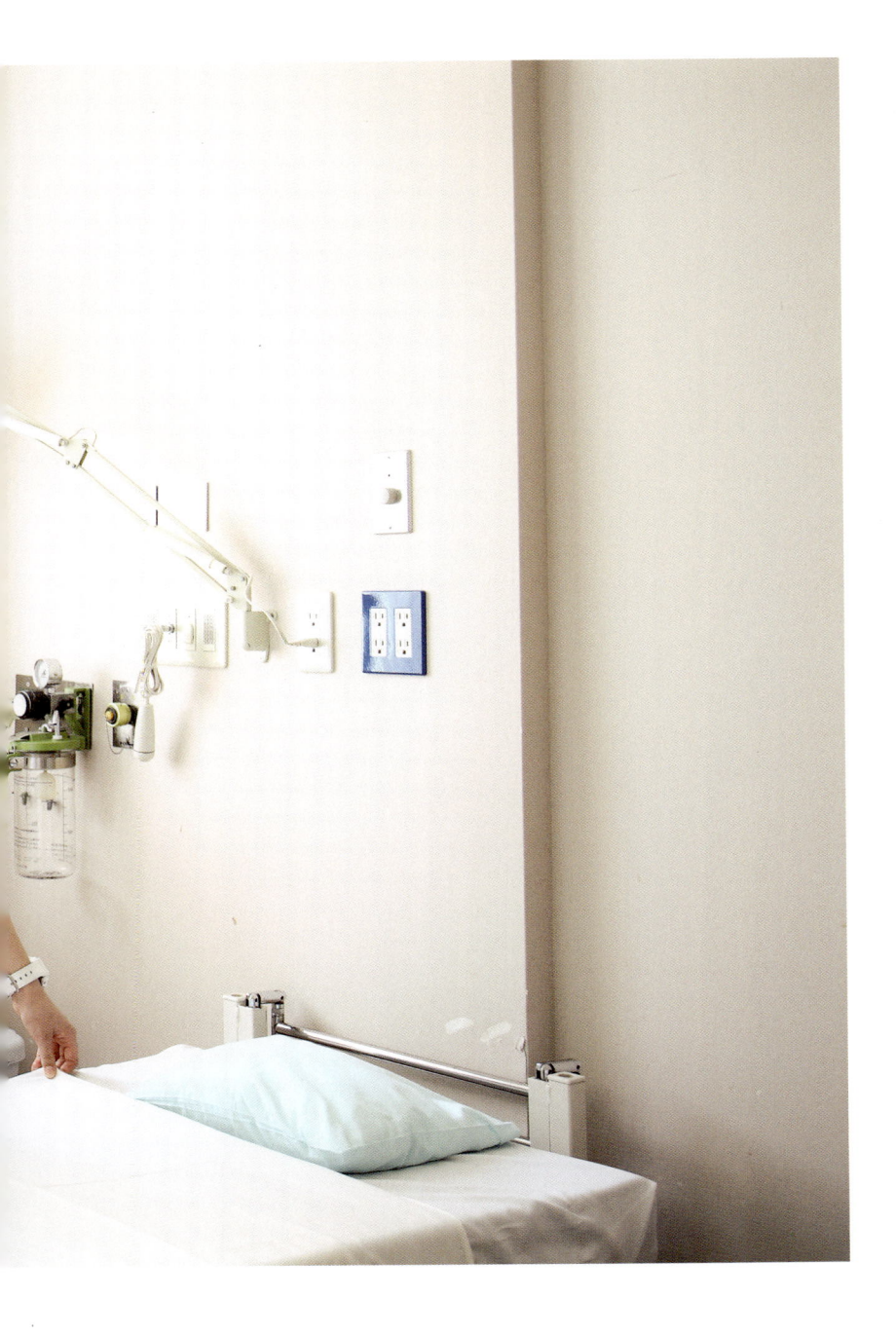

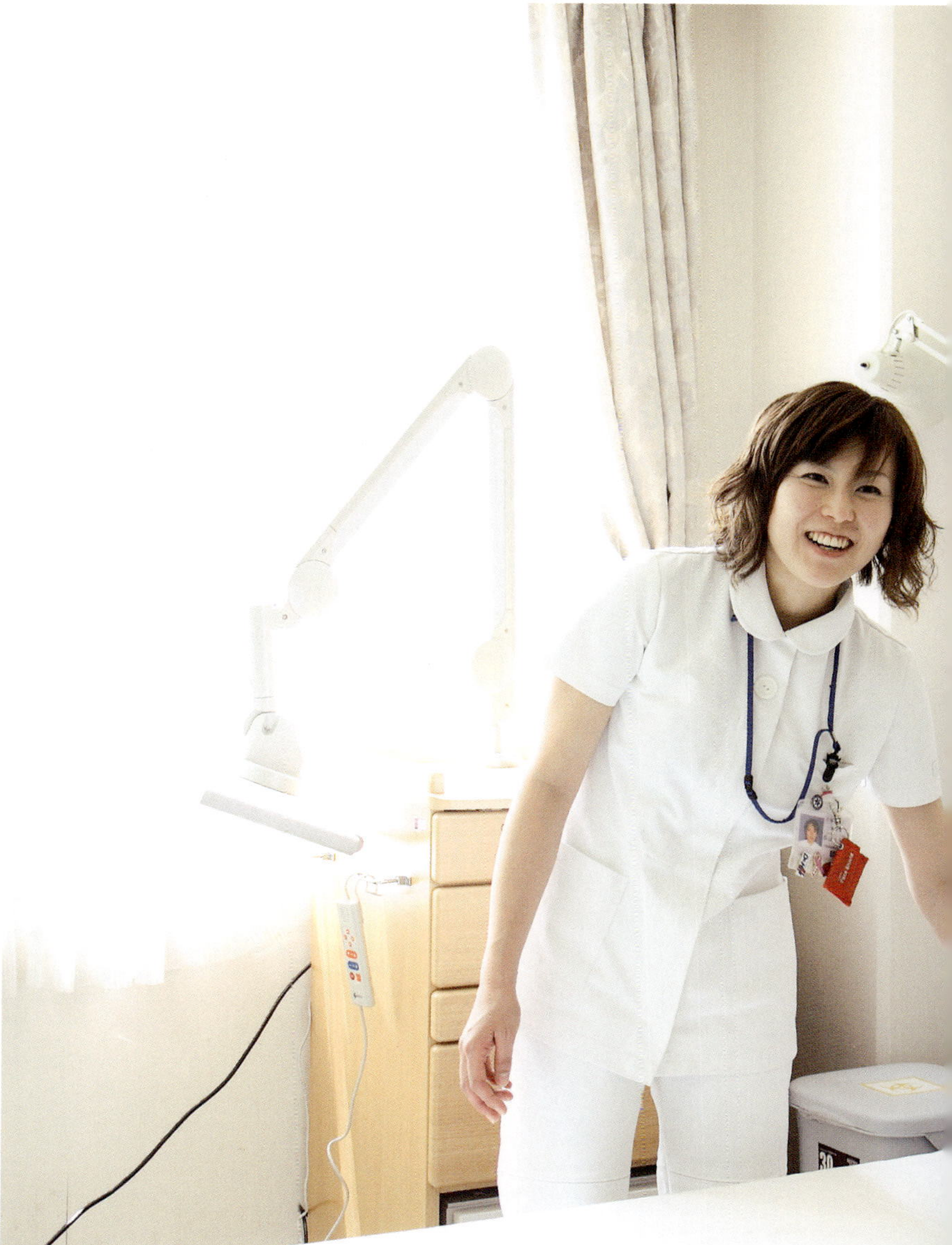

ル」というものがないのです。

フライトナースになると青あざが絶えないことも事実です。狭いヘリの中で動き回るので、膝やら肘《ひじ》やらをぶつけてしまうことはしょっちゅう。

いつだったか、患者さんの付き添いでおばあさんが同乗したことがありました。

「閉所恐怖症ではないですか？　気持ち悪くなったらおっしゃってくださいね」

乗り慣れない方だと、わずか十分程度の飛行でも応答できないほど酔ってしまう場合があります。あいにくこの日は風が強く、ヘリが揺れることが予想されました。

上空では案の定、ヘリが不安定な動きを始めました。ふいにガクンと大きく揺れたとき、驚いたおばあさんがはずみで「さわらないでください」と書かれた非常口のハッチを握ろうとしたのです。

一瞬、体中が総毛立《そうけだ》ちました。

「あぶない!!!」

反射的にジャンプし、気がついたときはおばあさんの体を抱きしめていました。声を出しても聞こえないので、体が先に動いてしまったのです。冷静に考えれば、ロックがかかっておそらく扉は開かなかったでしょう。ですがそのときは考えるより先に「もし開いたら」という恐怖が襲ってきたのでした。

気がついたときは体中が痛く、翌日はいつもより多く青あざができていました。ジャンプしたときにぶつけたのは明らかですが、そのときは無我夢中で気がつきませんでした。

「苦労」のうちには入りませんが、加藤さんはフライトスーツのままドクターとふたりで新幹線に乗るという貴重な(?)体験をしています。

ヘリの後部座席の定員は五人です。現場へ向かうときは、通常フライトドクターとフライトナースのふたりですが、たまにドクターがもうひとり増えたり、研修医が同行することもあります。現地で患者さんをひとり乗せ、付き添いの方を乗せると、ひとりあぶれてしまう場合があるのです。

普通、そんなときは同行した研修医が残りますが、このときはドクターと加藤さんが救急車での搬送に同行したため、駐機場のないヘリは先に引き揚げていました。だいたいはタクシーで帰るのですが、この日ふたりが残されたのは横浜。新幹線で帰るしかありませんでした。訓練中の宇宙飛行士みたいな服を着た男女が突然、乗り込んでくるのですから、周りの乗客の方はさぞびっくりされたことと思います。

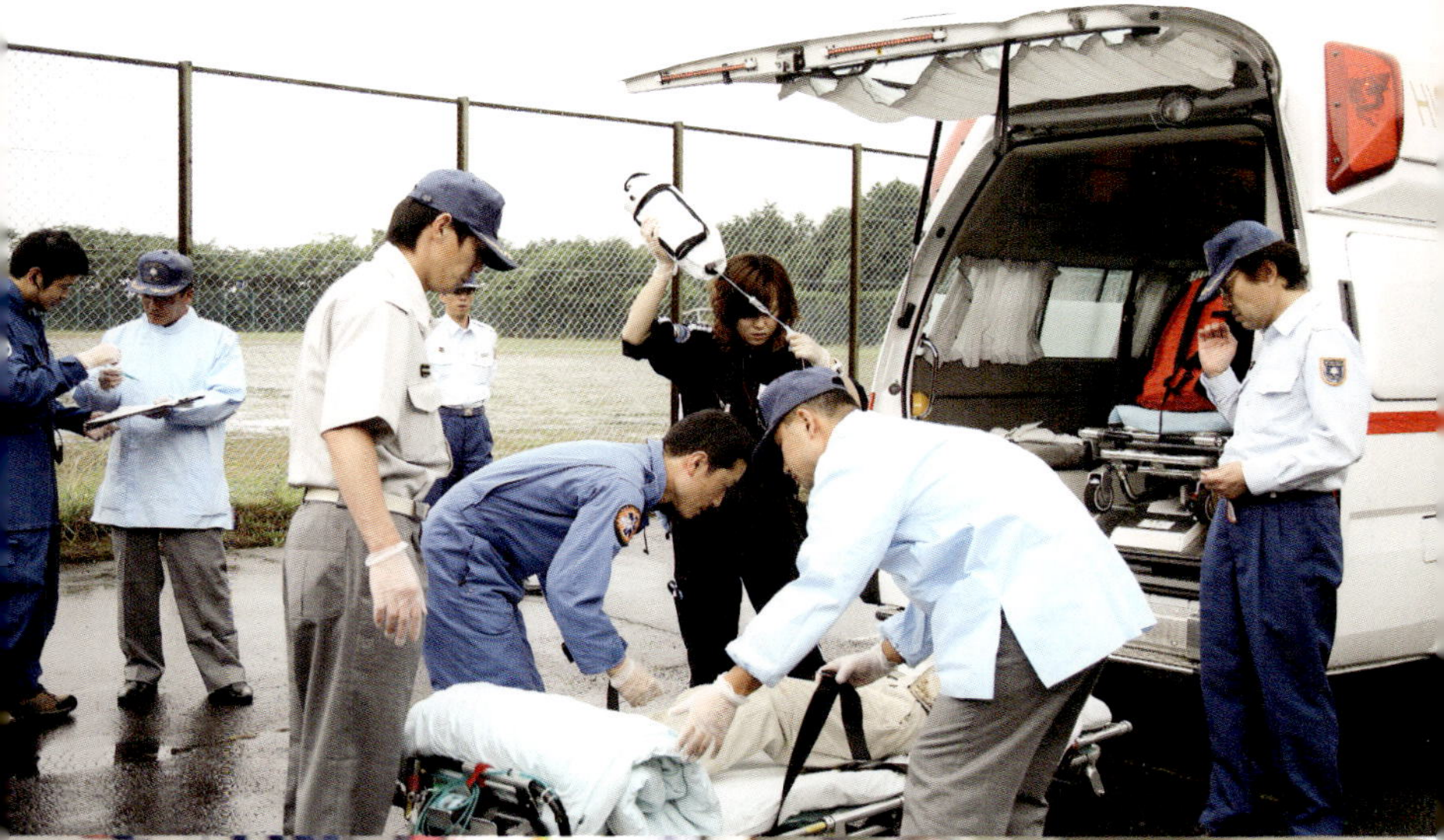

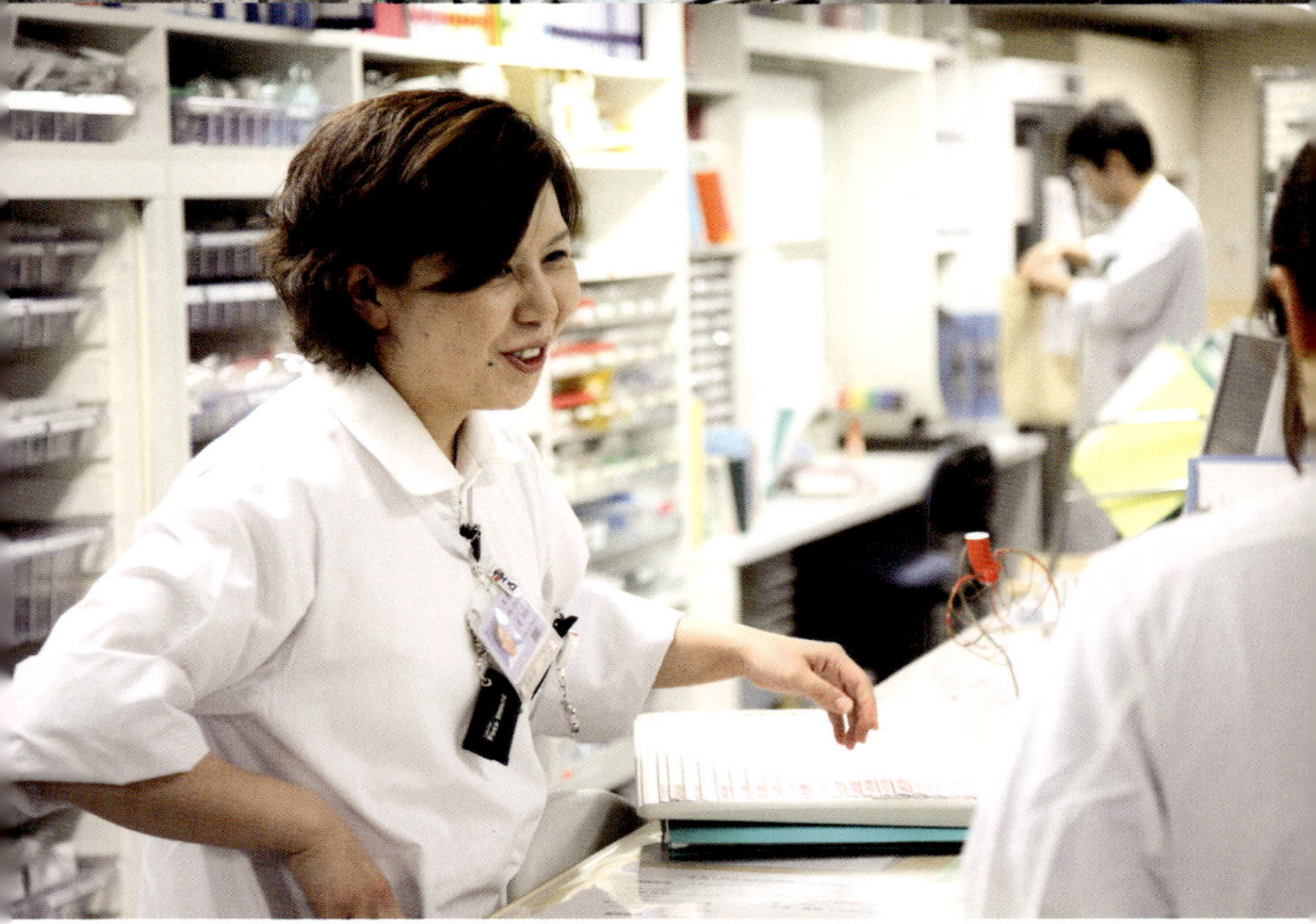

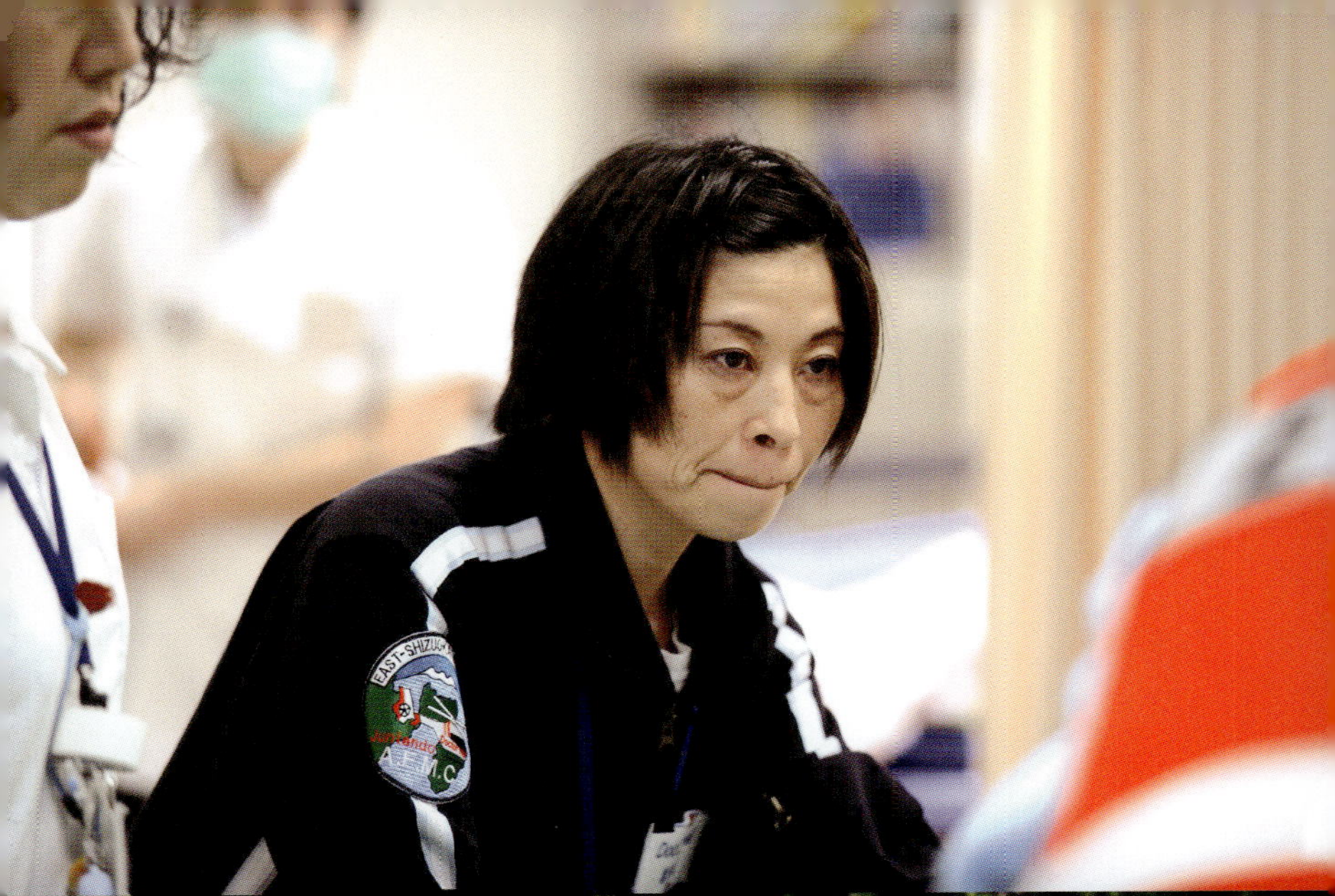

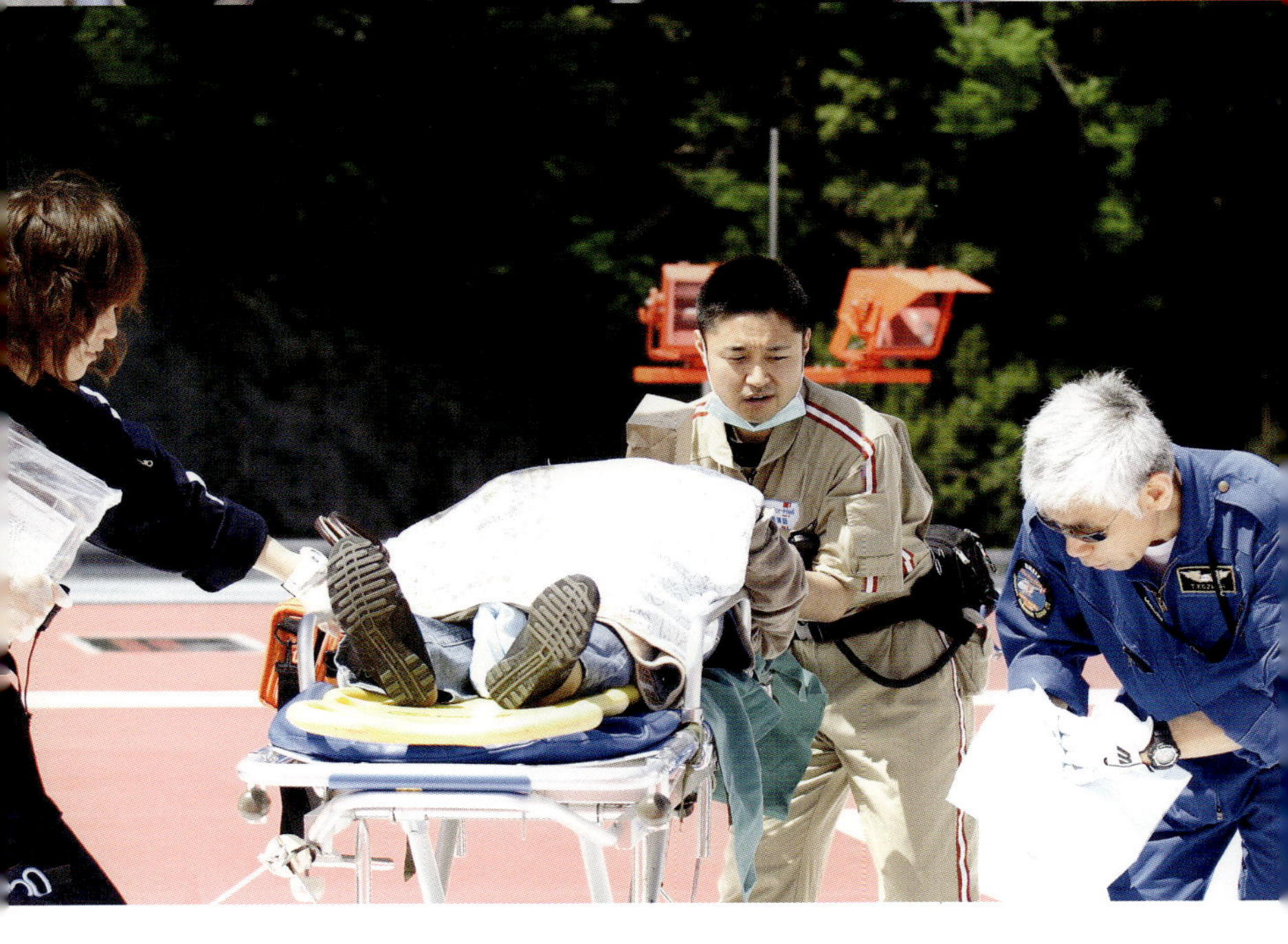

✚助けているという信念を

フライトナースという仕事をしていると「救助した患者さんから感謝されるでしょうね」と周りの人に言われることがあります。でも「感謝されたい」という動機だけではフライトナースにはなれないと、自分の経験から強く思います。

ヘリで現場に向かったとき、多くの患者さんは意識がないか、あっても朦朧《もうろう》としています。その状態のまま病院に運ばれてすぐに手術を受け、気がついたときにはベッドの上。ヘリに乗ったことを覚えていない方がほとんどなのです。

現場で苦しんでいた方にはあえて「ヘリに乗ってきたことを覚えていますか」と聞かないようにしています。辛かった出来事を思い出させてしまうかもしれないからです。

患者さんは搬送後しばらく救命救急センターに入院されますが、ある程度回復すると一般病棟に移ります。そうすると顔を合わせることもめったになくなり、気づかぬうちに退院されているケースがほとんどです。こちらが「元気になって良かったですね!」と声をかけても、「この人、誰?」という顔をされることもあります。改まって「ありがとう」なんて感謝されることのほうが少ないかもしれません。

こんなふうにお話しすると、まるで人知れず善行を重ねる『必殺仕事人』のようでちょっとカッコつけすぎですね。でも、ドラマのような派手なヒーロー像からはかけ離れていることがわかっていただけたと思います。

とても残念なことですが、日本は先進国のなかでもとても自殺者の多い国でもあり、年間三万人の方が自殺で亡くなっているといわれています。ホットラインで要請が入り、自殺を図った人をヘリで助けに行くのも、よくあることです。救急外来に運ばれてくる患者さんのうち、自殺企図の患者さんは年間百人近くいるでしょう。

「助けてくれなくても良かったのに」

そんなふうに言われてしまうこともあります。

「ヒーロー」であればすべての患者さんを助けてあげることができるかもしれませんが、現実はそうはいきません。特にヘリ要請の症例は患者さんが重症であることがいまだ多いので、救命率はどうしても低くなってしまいます。

ヘリで救命センターに搬送することができても、状態が良くならずにどんどん悪くなってしまう……。そんなことも少なくありません。ご家族はその現実を受け入れられず、私たちナースに何度となく尋ねてきます。そのときにどう説明していいのかわからない辛さ。

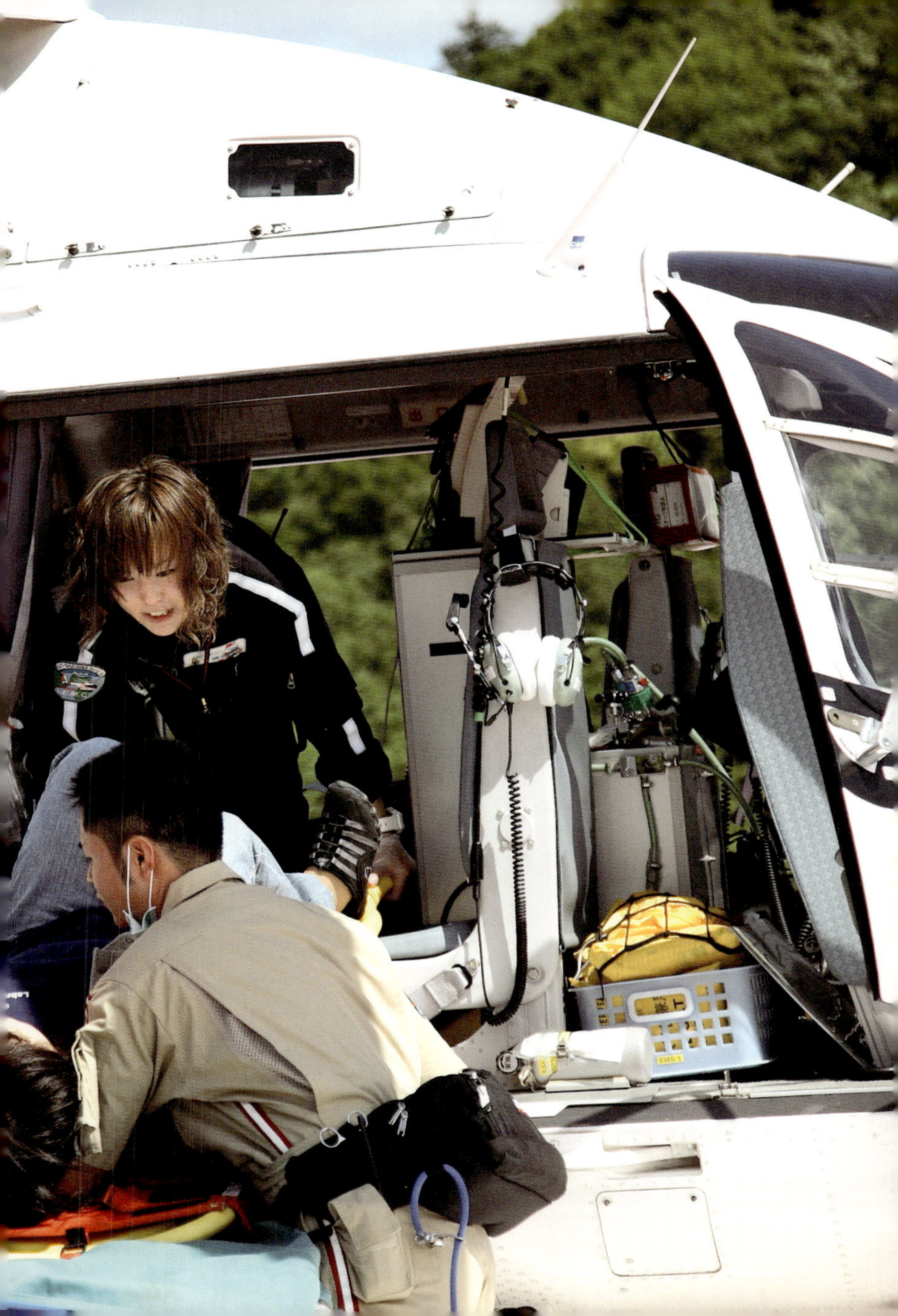

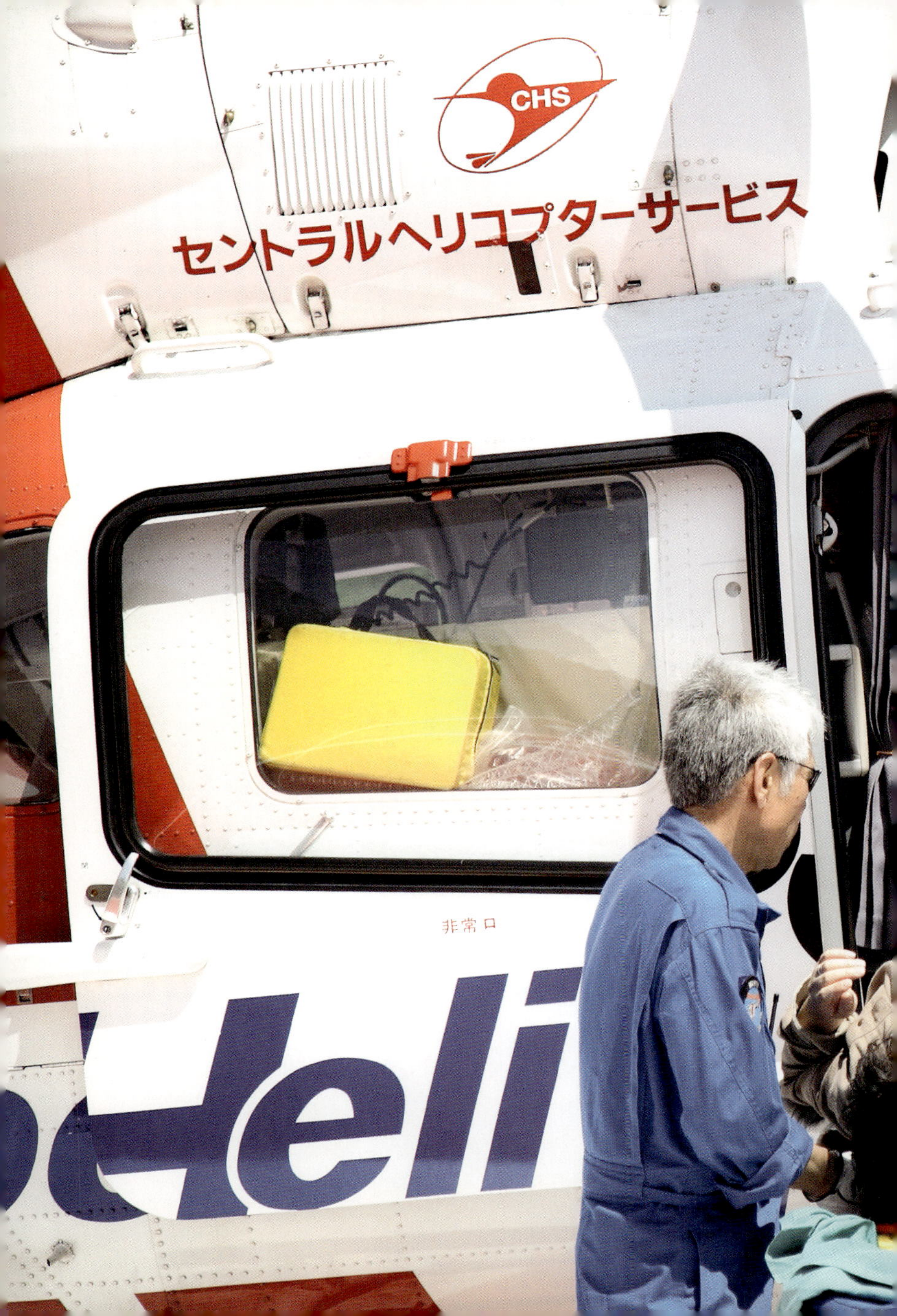
CHS
セントラルヘリコプターサービス
非常口

昨日はあんなに回復していた患者さんが翌日急変してしまい、「どうしてなの？」と自問自答する歯がゆさ。

亡くなった患者さんのお世話をすることは、何度経験してもいまだに慣れることはありません。どんなにひどい事故だろうが、どんなに高齢の方だろうが「しょうがなかった」と言うスタッフは誰もいません。

精神面が弱いと自覚しつつ、こんなことがあるたびに毎回落ち込んでしまいます。でもここで泣いてしまったら、他の患者さんに不安を与えてしまう。ナースはみんなそれがわかっているから、悲しさや悔しさをぐっと胸の奥に仕舞い込んで、仕事を続けています。

「人に感謝されたい」なんていう思いだけで救急医療に携わっていける人は、少ないのではないでしょうか。自分が辛く苦しい思いをしてもいいから、それでも「人を助けたい」という強い覚悟がなければ、できない仕事だと思います。

✚いただいた勇気、元気

それでも、患者さんから元気をいただくことはたくさんあります。ヘリで助けられたことを覚えていなくたって、そんなのぜんぜん構わないんです。一般病棟の先生から「そういえばあの患者さん、元気に退院したよ」という報告を聞いただけで「良かった……」と、フライトナースのあいだには自然に笑顔がこぼれます。辛いことがあっても、私たちが「頑張ろう！」と思えるのはそんな嬉しいことがあるからです。

昨年、順天堂静岡病院の産婦人科で双子の赤ちゃんを出産したお母さんがいました。しかしそのうちのひとりが腸閉塞《ちょうへいそく》を起こしており、急遽《きゅうきょ》ヘリで静岡こども病院に運ぶことになったのです。

お母さんはとても心配していましたが、ご自分も帝王切開の手術をして入院しなければならない体ですし、しばらくは会いに行くことができない状況でした。

退院するときに「ありがとうございました。これからもうひとりの赤ちゃんに会いに行ってきます」とごあいさつしてくださったのですが、それから一カ月後ぐらいでしょうか。双子ちゃんを連れて、センターに会いに来てくださったのです。

「あのときヘリで運んでいただいた子も、すっかり元気になりました」

お母さんの嬉しそうな顔とふたりの赤ちゃんの寝顔を見て、とても温かい気持ちになりました。わざわざ会いに来てくださったことが嬉しく、フライトナースたちの励みになりました。

ベッドの上で「ずっと言おうと思ってたんだけど…、ヘリで助けてくれた人だよね」と笑顔

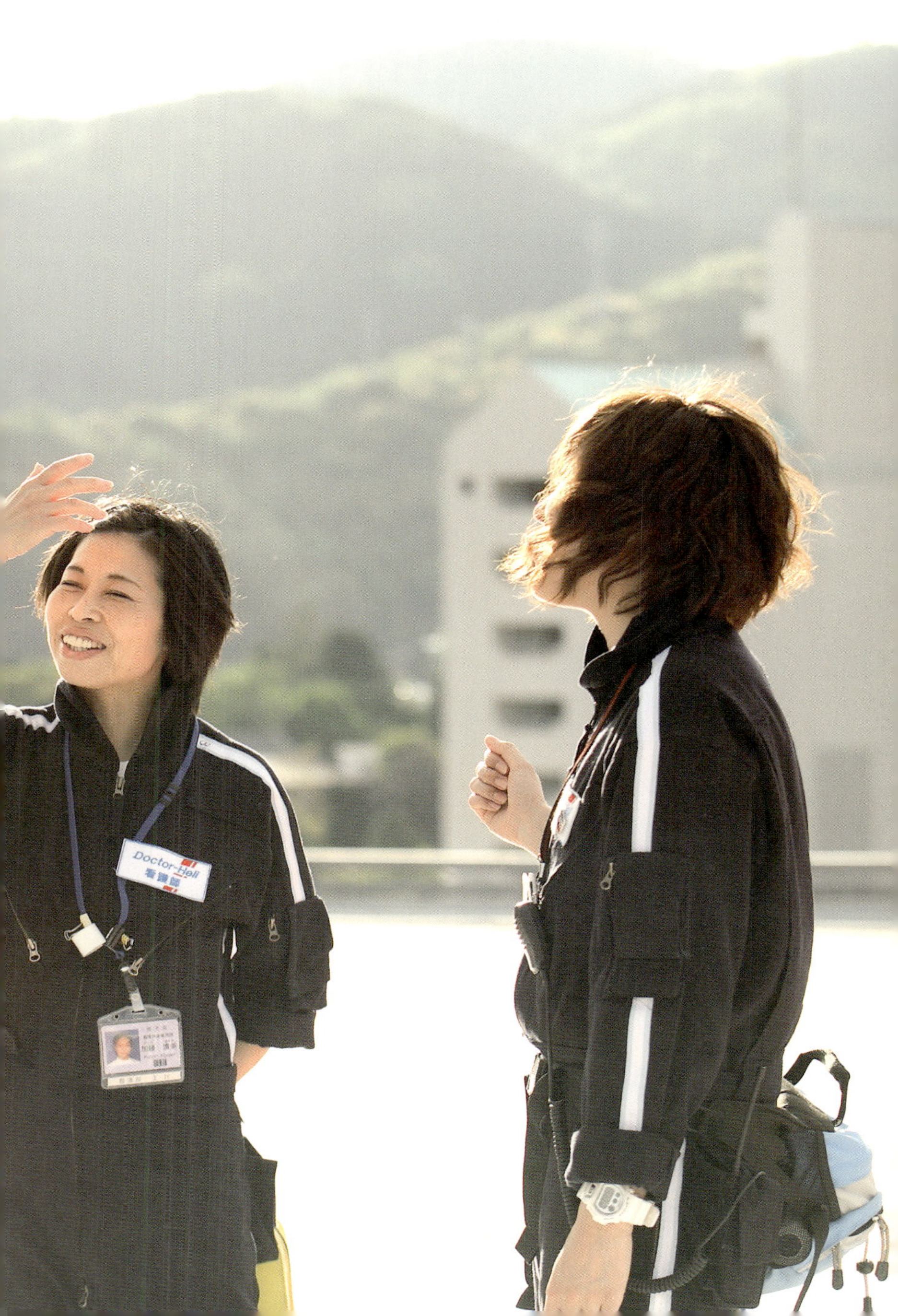
Doctor-Heli
看護師

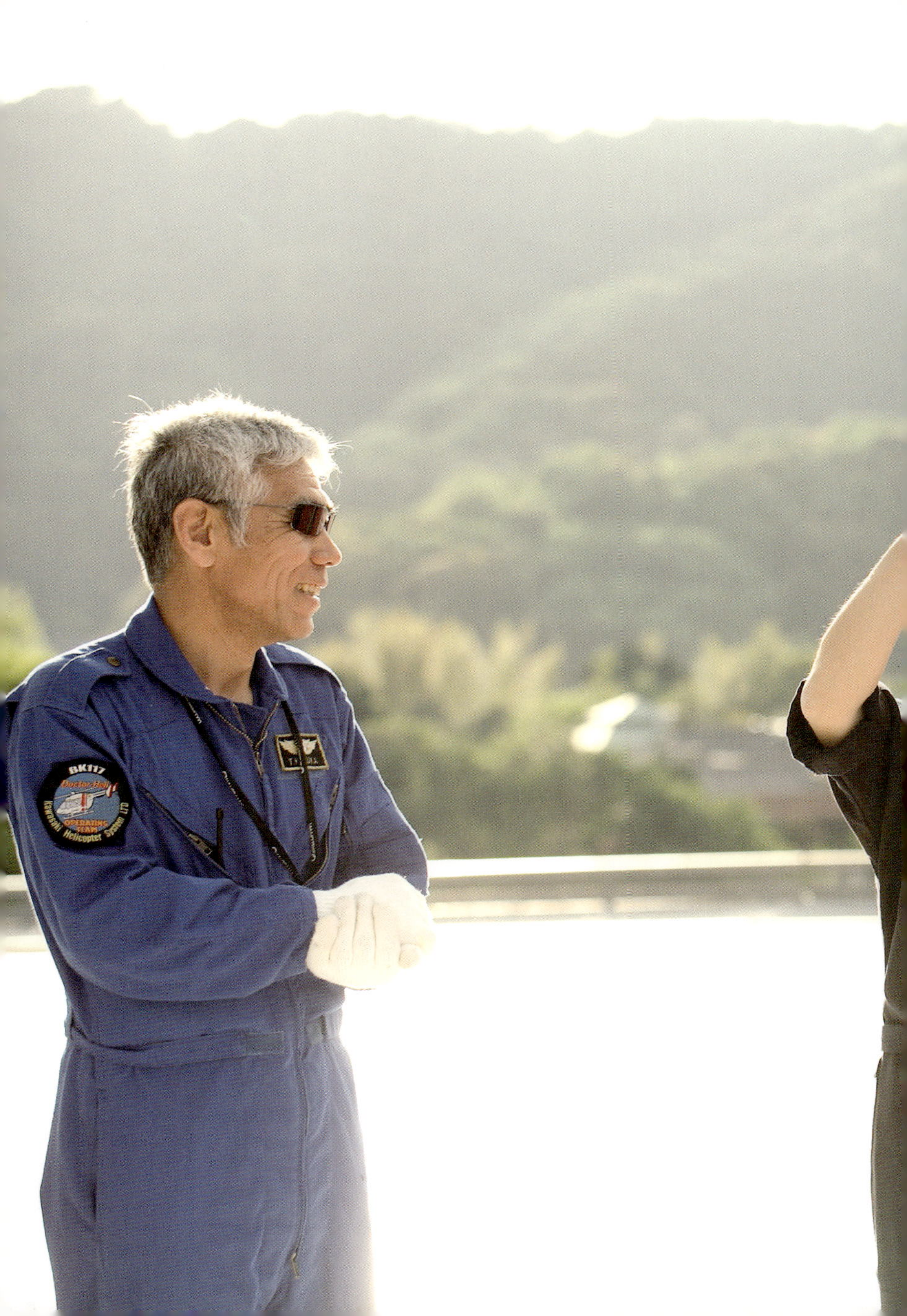
BK117
Doctor-Heli
OPERATING TEAM
Kawasaki Helicopter System LTD

で声をかけてくれた年配の男性。退院するときに「フライトナースの方たちにお礼を言いなさいって、お母さんから言われたんだ」と、照れくさそうに救命救急センターに顔を出してくれたバイク事故の少年。退院してご自宅に戻られてから、運航対策室にお礼のお手紙を書いてくださった方々……。たくさんの「ありがとう」に支えられ、今日の私たちがあります。

なかでも、加藤さん宛てに届いたお手紙は忘れられないものでした。

お手紙をいただく半年ほど前のことです。「男性が吐血をした」とホットラインが入り、加藤さんがヘリで出動しました。

現場では、おじいさんが冷や汗を流して苦しんでいました。大量に吐血し、呼吸も弱くなっています。気道確保をし、ただちに病院に連れ帰って緊急手術を行いました。そのときに初めて、胃がんであることがわかったのです。

それでも手術は成功し、危険な状態は脱することができました。おじいさんは驚異的な回復力を見せ、元気に退院していきました。

その半年後、ご家族から「おじいさんが亡くなった」というお手紙が届いたのです。そこには、あのときドクターヘリで命を救ってもらったことへのお礼が綴《つづ》られていました。

胃がんということがわかってから、おじいさんのために残された時間をどう有意義に使うか、ご家族は真剣に考えたそうです。みんながひとつになっておじいさんを支え、楽しい思い出をたくさん作り、とてもいい時間を家族で過ごすことができたと書かれていました。もし吐血したときに助からず、そのまま亡くなっていたらこんな素敵な時間を持つことはできなかった。だからドクターヘリのおかげだと……。

胸がいっぱいになりました。私たちは日々、患者さんの「死」に直面しています。そんな毎日のなか、ヘリによって救われたひとつの命が、こんなふうに大切に大切に慈しまれて、安らかに消えていったのです。あのとき、おじいさんを温かい家に帰してあげることができたのはドクターヘリの力だけではありません。ご本人の生命力、ご家族の支え、病院スタッフの努力などたくさんの小さな力が集まった結果です。だけどもし、私たちがそのお手伝いを少しでもさせてもらえたのであれば……、こんなに幸せなことはありません。

✚満場の拍手のなかで

順天堂静岡病院がドクターヘリ運営を始めて、今年で五年目を迎えました。私自身はフライトナースになってからの三年半で、百四十回以上飛んでいます。

初めの一年は、同じ病院で働く医師や看護師たちにさえ、ドクターヘリがどんな活動をして

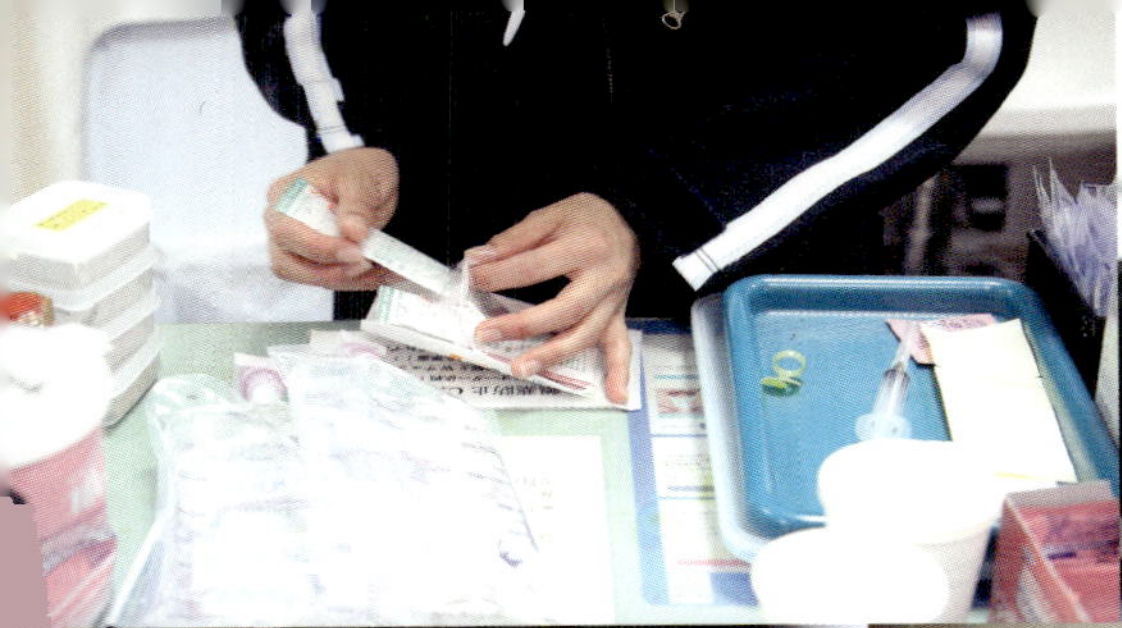

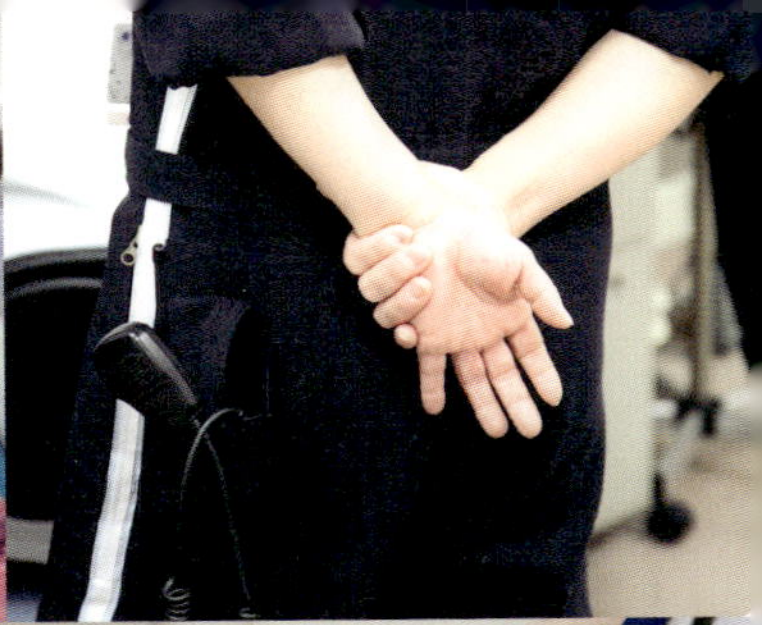

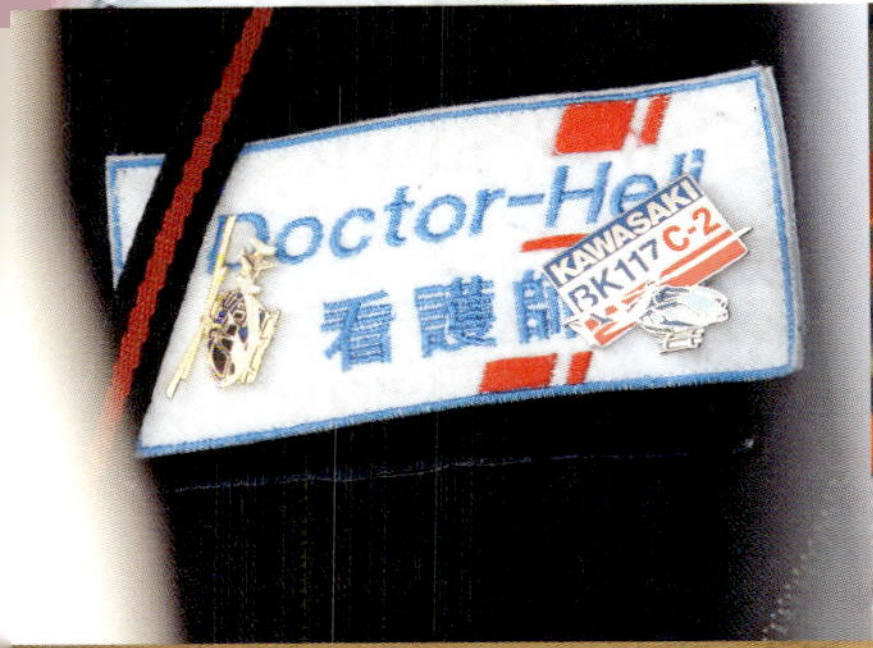
Doctor-He
看護
KAWASAKI
BK117 C-2

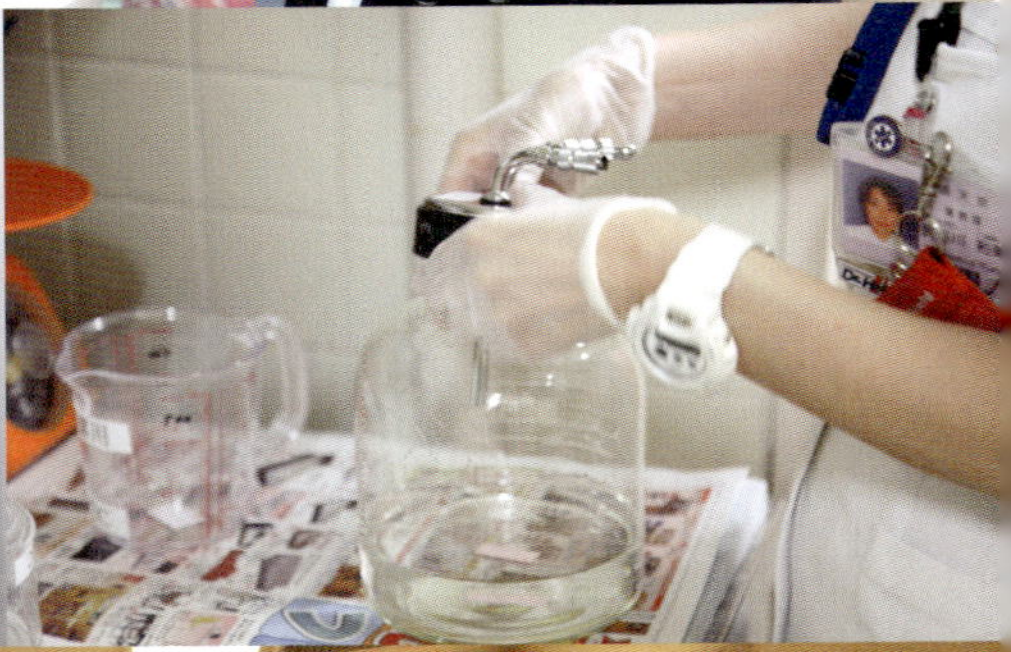

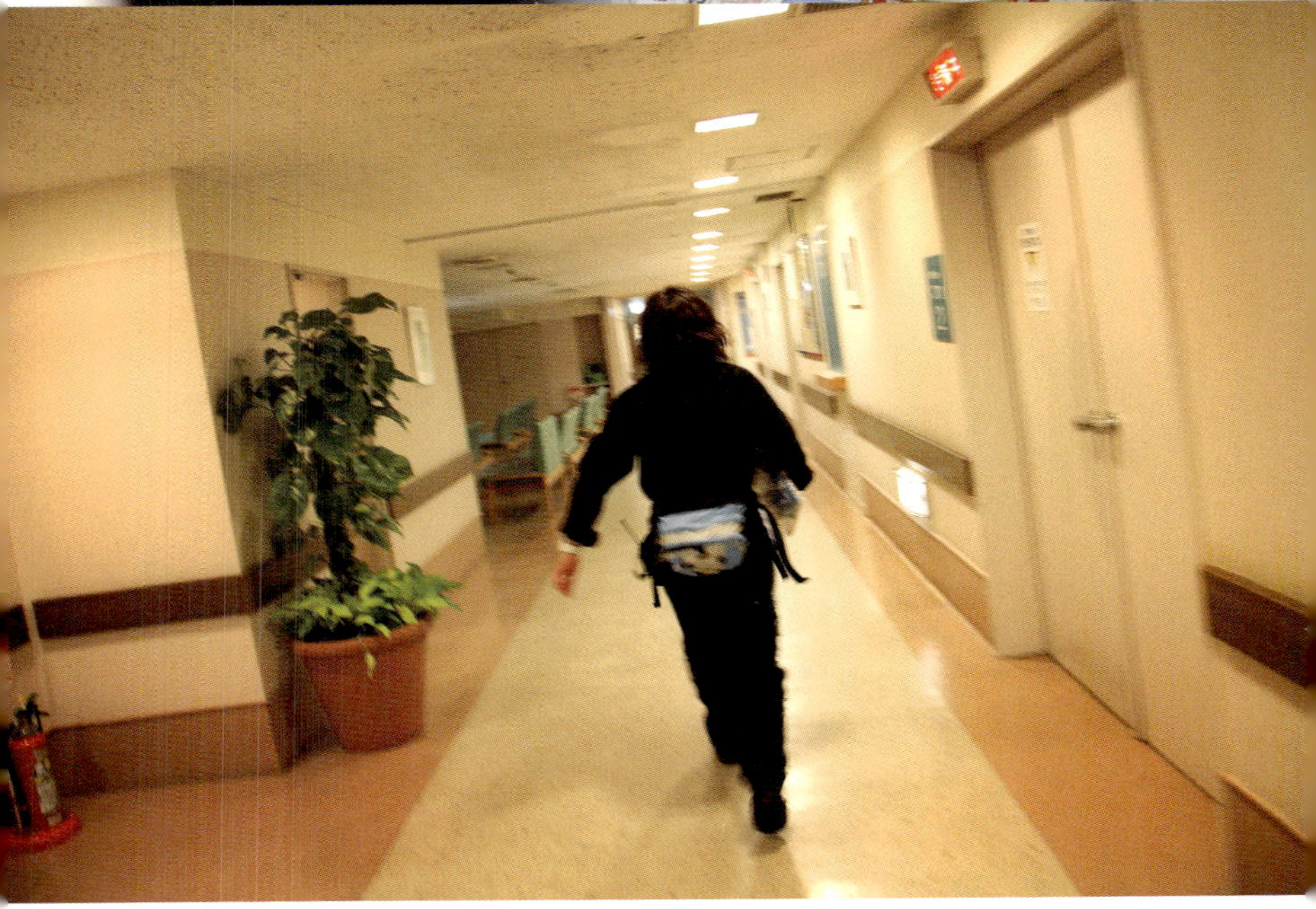

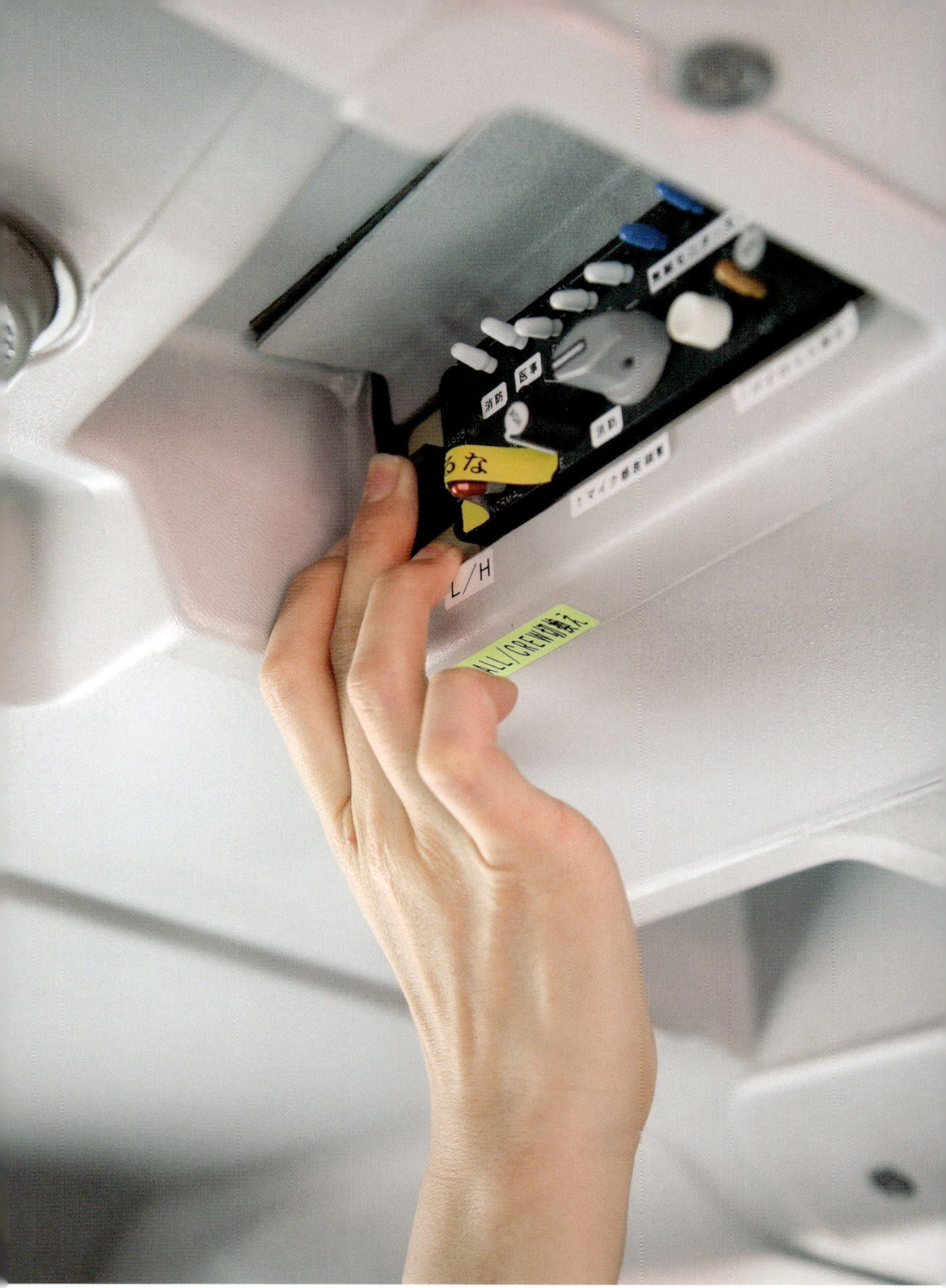
消防
医事
消防
L/H
ALL/CREW切替え

いるのかよくわかってもらえていない状態でした。

一昨年の年末のことです。

「今年の忘年会は、俺たちのドキュメントＤＶＤを作ってみんなに見せよう！」

当時ヘリ対策室事務だった古屋さんがそう言い出しました。毎年私たちの病院ではホテルで大忘年会を開いており、チームごとにダンスなどの出し物を披露しています。病院スタッフが四百人以上参加するこの会は、私たちの活動を知ってもらう絶好の機会だと言うのです。

古屋さんが自宅からビデオカメラを持参し、さっそく撮影が始まりました。ホットラインが鳴り、慌《あわただ》しく準備をする様子、飛び立つヘリの姿、現場から患者さんを連れて帰り、救急外来までストレッチャーを押していく場面……。整備士さんたちが現場で撮り溜めてきた写真も交えながら、臨場感あふれるＤＶＤができあがりました。

忘年会当日。整形外科病棟、内科など毎年人気のチームがダンスや漫才などを次々と披露していき、いよいよ私たちフライトナースチームの順番が回ってきました。

古屋さん渾身《こんしん》の撮影・編集によるＤＶＤ上映が始まりました。病院のスタッフは、フライトスーツ姿で病院をうろうろする私たちをときどき目にすることはあっても、実際現場でどんな活動をしているのかをこのとき初めて知ったようでした。

約二十分の上映が終わり、照明が明るくなったそのとき……、満場の拍手が起こりました。なかには感動して、涙ぐんでいる方もいます。予想以上の反響の大きさに、思わず私も泣いてしまいそうになりました。

救急外来が猫の手も借りたいほど忙しいときでも、私たちはホットラインが来たら出動しなければなりません。いくら任務とはいえ、その場を離れなければならないことを、他のスタッフに申し訳なく思うことがありました。それでも残された救急外来のスタッフは、ドクターヘリが連れてくる患者さんのために準備を整えて待っていてくれます。出迎えてくれるドクターやナースがいるからこそ、私たちは安心して活動できるのです。

この日は、みんなが「ドクターヘリは、順天堂静岡のスタッフ全員が支えている」との思いをひとつにできた日だと思っています。

✚かけがえのない……

「フライトナースになる」と決めたとき、看護学校からずっと仲良くしている友人らの反応は一様に「えぇ～っ!?　ゆみがぁ～？　冗談でしょ～」というものでした。颯爽《さっそう》としたフライトナースのイメージと、のんびり、ゆっくりの私の性格があまりにもかけ離れていたからだと思

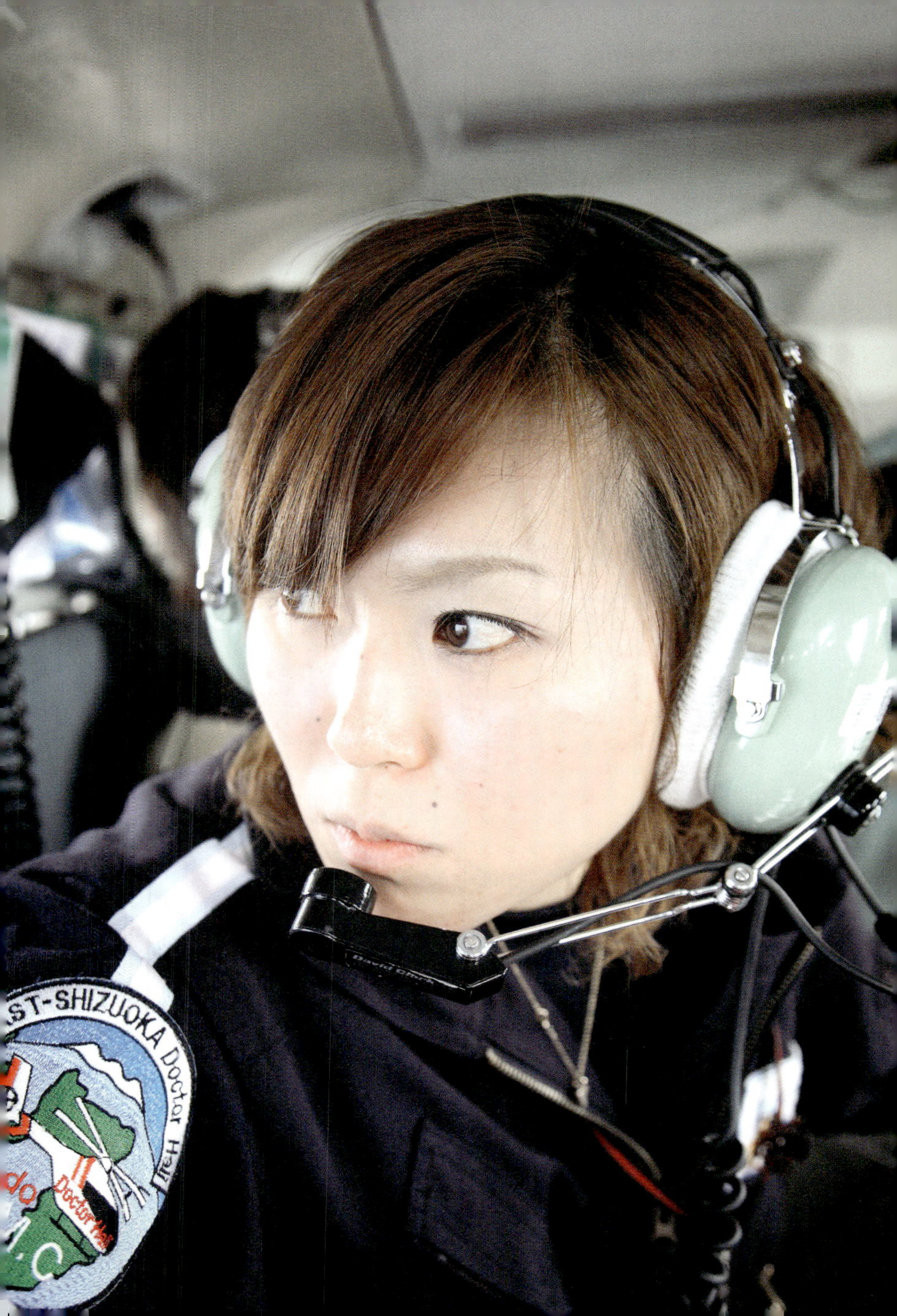
ST-SHIZUOKA Doctor

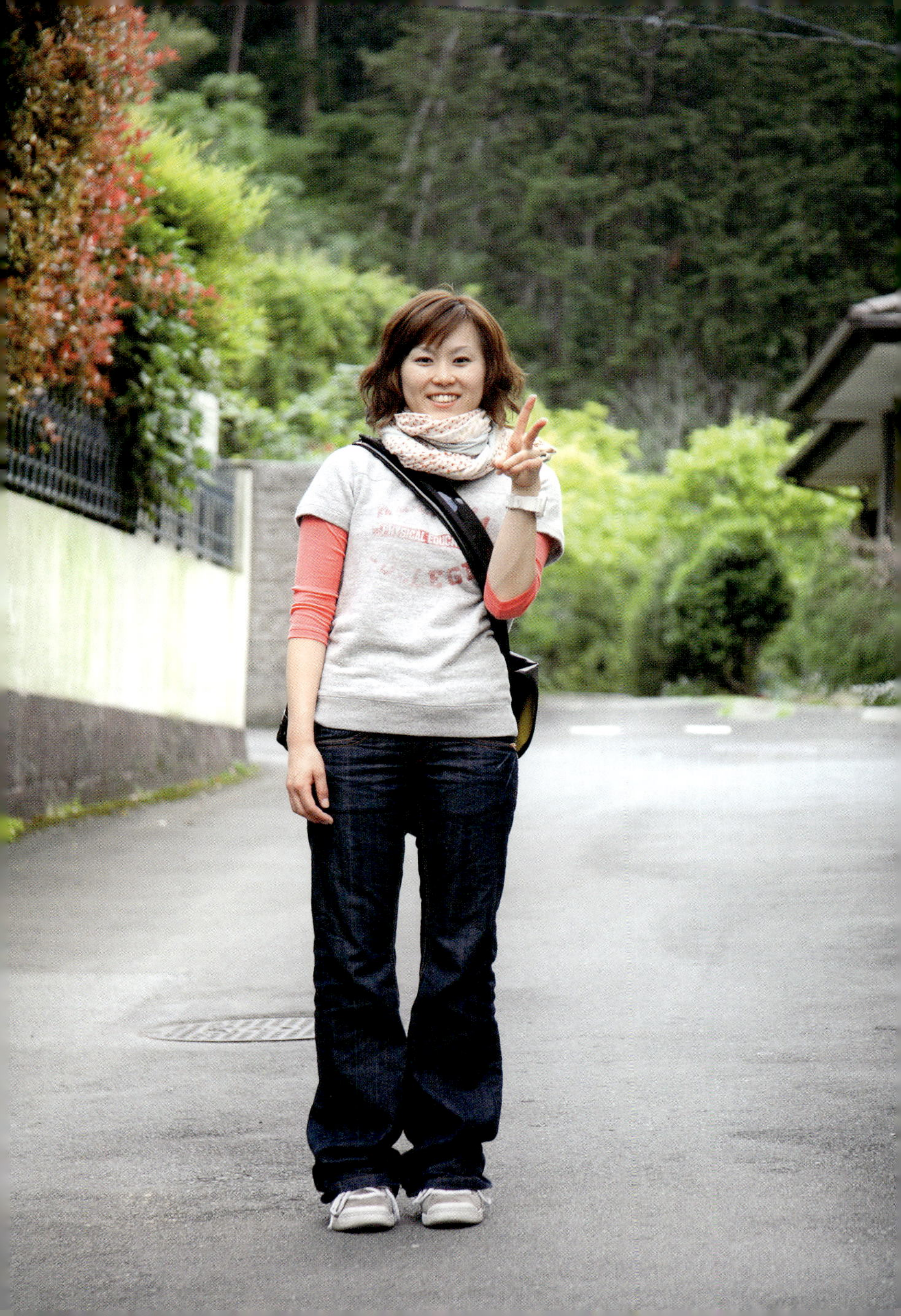

います。

なんだかくやしくて、友人が集まるときに、忘年会で披露したＤＶＤを持参して行きました。

「へぇ～っ！　ほんとだったんだ」

「ゆみ、すごいじゃん！」

そう言われてちょっぴり鼻高々。あの頃の私とはちょっぴり違うのよっ！ということがこれでやっと、わかってもらえたと思います。まさに百聞は一見にしかず。

でもみんなが信じられないのもわかります。たしかに、フライトナースを始めたばかりの頃は先輩たちにいつも心配されていました。

「正直言って、この子で大丈夫なのかなって、最初は不安だった」

と、今でもよく言われます。

ひとりでも多くの人を救いたいという気持ちで始めたフライトナースという仕事ですが、振り返れば、私のほうが逆に、この仕事からいろいろなものを授けてもらいました。

何ものにも代えがたいのは、大切な仲間たちの存在です。

出動してから病院に戻るまでの任務中は、緊張の糸がプツリとはじけてしまいそうなほどピンと張り詰め、少しもゆるむことはありません。そのままの状態で救急外来に帰り着き、「おかえり、おかえり」と先輩に声をかけてもらったとき、ふっと力が抜け、それだけで涙があふれそうになったこともあります。

「今日は大変な症例だったね、大丈夫だった？」

「こういうときは、こんなふうにするといいよ」

励まし、助言を与えてくれる仲間がいつもそばにいるので、ひとりで乗っていてもひとりで乗っている気がしないのです。お互いが支え合い、一緒に切磋琢磨《せっさたくま》し合えるこんな素晴らしい仲間たちに巡り会えたこと。それこそが私にとってかけがえのない財産です。

そして、私のことを信頼し、陰から支えてくれている家族。フライトナースになると決めたときもいっさい反対せず、応援してくれました。

「今日、買い物していたとき上をヘリが通ったよー！」

明るい声で電話をくれる母に、いつも元気をもらっています。

個人的には、来年も再来年も、二十年後も、ずっとドクターヘリに乗り続けていたいと思っています。明日は、今日よりももっといろいろなことができるフライトナースでいられるよう、そして、患者さんひとりひとりの思いに気づいてあげられるナースになれるよう……、五年目を迎えたばかりのドクターヘリと一緒に、自分も少しずつ成長していければ嬉しいです。

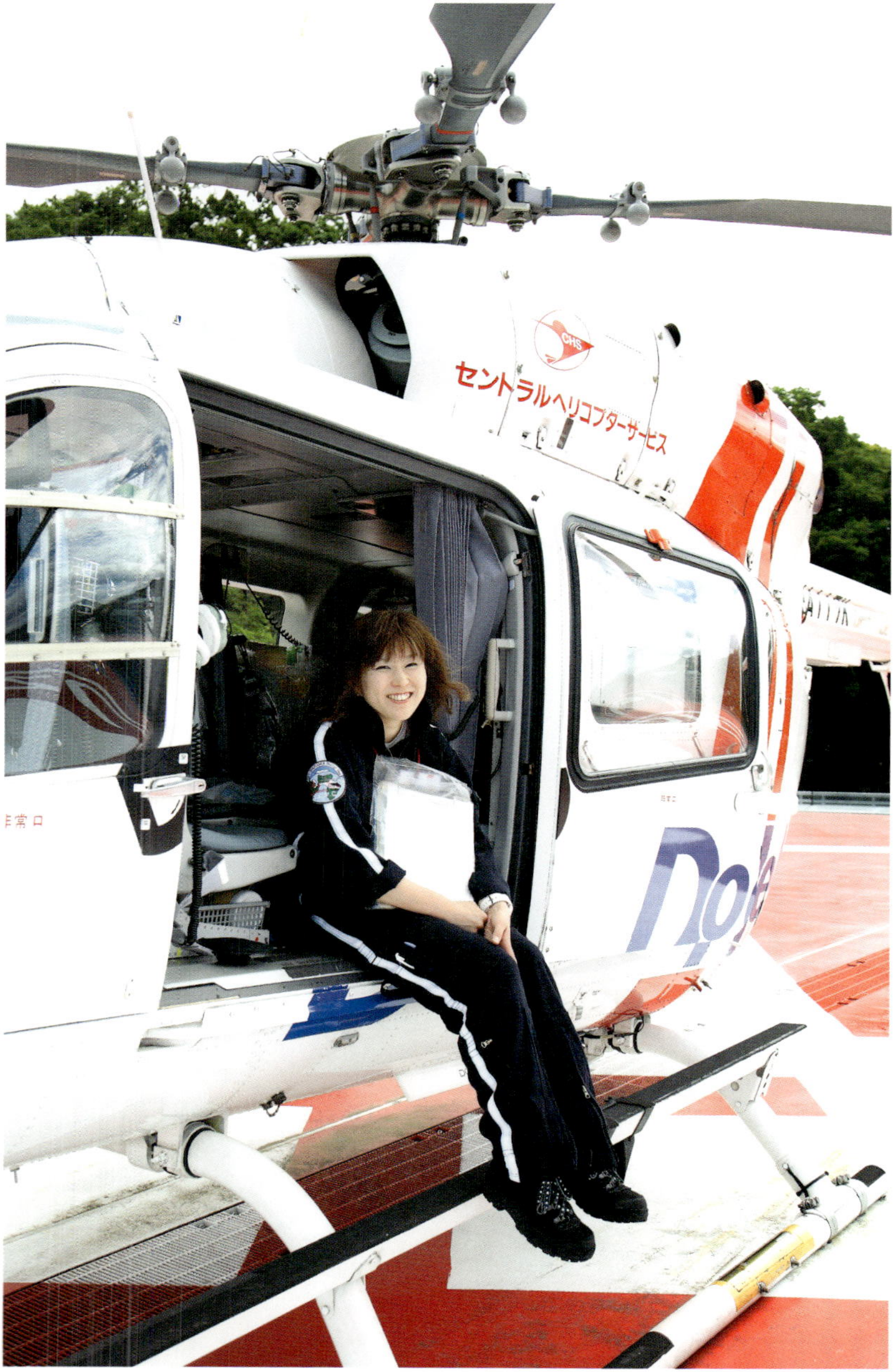
CHS
セントラルヘリコプターサービス
非常口

エピローグ

「わぁ、きれい……」

患者さんを東海大学医学部付属病院に搬送して伊豆長岡へ戻る途中、小田原の上空を通りかかりました。

日没を迎え薄闇に染まる小田原の街のそこかしこで、ポツポツと明かりが灯り始めています。いつもは患者さんと一緒なので、外の景色を見る余裕などありません。初めて見る「夕暮れどきの夜景」に、しばし見とれていました……。

ドクターヘリの活動をひとりでもたくさんの方に知ってほしいという願いをこの本に込めて、さまざまなことを伝えさせていただきました。

はじめに出版の話をいただいたときは、とてもとまどいました。フライトナースとしてまだまだ未熟な私が、みんなの代表として語らせていただくことに抵抗を感じたからです。

それでも、一緒に仕事をしている素晴らしい仲間たちのことや、全国で頑張っているナースの姿を伝えられるならばと、思い切ってお引き受けすることにしました。

支えてくれた仲間たち、そして最後まで読んでくださったみなさま、本当にありがとうございました。

「患者さんは苦しくても話すことができないよね。だから私たちナースが、その気持ちを代弁してドクターに伝えなきゃいけないいんだよ」

九年前、この言葉をくれたかつての先輩にも、改めてお礼の気持ちを伝えたいと思っています。フライトナースになった今も、ずっと大切に、胸に抱いている言葉です。

ドクターヘリは現在十三都道府県十四カ所で運営されていますが、昨年制定された「ドクターヘリ特措法」を受け、新たに十四道県で導入の準備が進められています。

これからも、ドクターヘリの活動の場はますます増えてくるでしょう。それによってひとりでも多くの患者さんの命が救われることを願ってやみません。

もし空にヘリコプターを見かけたら、小さな温泉街で頑張っているドクターヘリを思い出してください。私たちは泣いたり笑ったりしながら、三百六十五日、飛び続けています。

二〇〇八年初夏

長谷川裕美

順天堂大学医学部附属静岡病院　フライトナース一同

順天堂静岡病院
フライトナースの皆さん

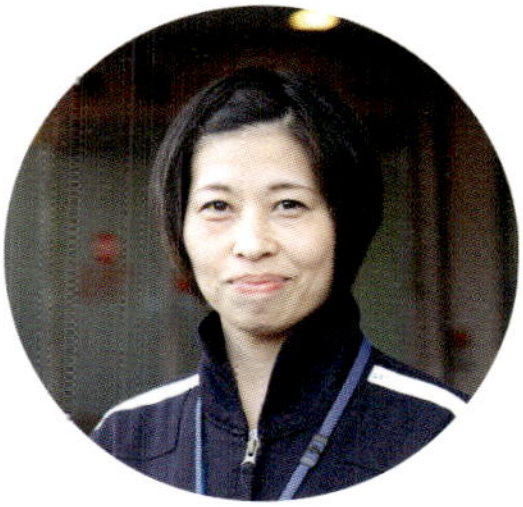

加藤清美《かとう・きよみ》

1992年入職。内科病棟、循環器外来を経て、2001年より救急外来勤務。現在のフライトナースリーダー。飛行回数はチーム内最多の450回（2008年6月10日現在）。3児の母でもある。〈1966年生。静岡県三島市出身。2004年4月より搭乗〉

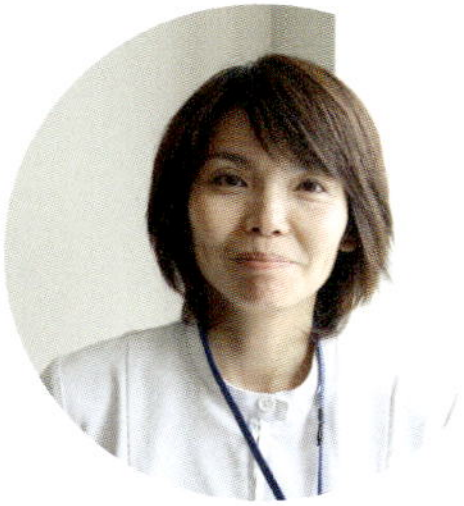

野澤陽子《のざわ・ようこ》

1989年入職。整形外科病棟などを経て、救命救急センター内のICU（集中治療室）勤務。ドクターヘリ立ち上げ時のフライトナースリーダー。今春、救急看護認定看護師の認定教育課定を終了。3児の母。〈静岡県三島市出身。2004年3月よりドクターヘリに搭乗〉

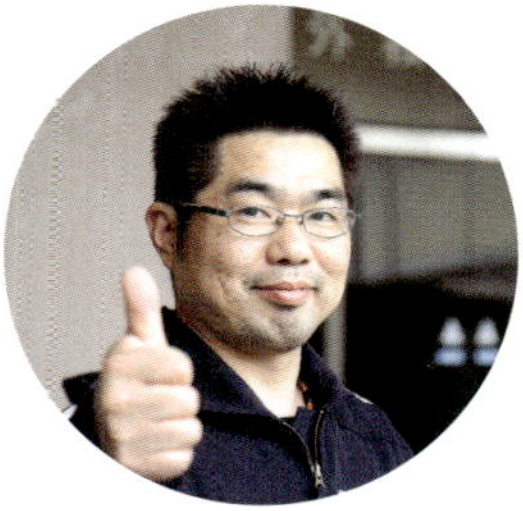

勝間田敏宏《かつまた・としひろ》

1997年入職。入職時から現在まで、救命救急センター勤務。現在は3C病棟を担当。准看護師として個人病院に勤務するかたわら、5度目の受験で看護学校へ入学した経歴を持つ努力家。中学生の娘を持つ父親でもある。〈1968年生。静岡県御殿場市出身。2004年7月より搭乗〉

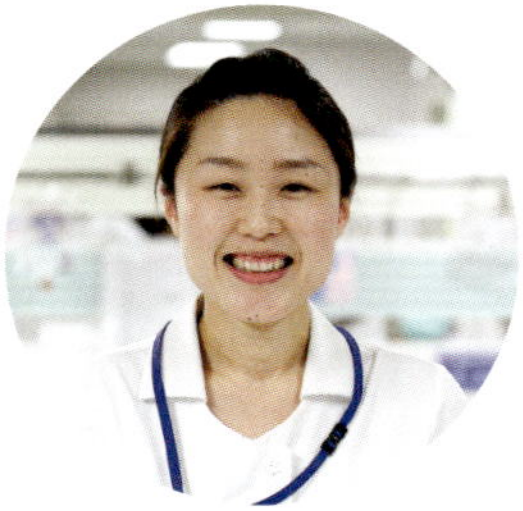

矢田麻夏《やた・あさか》

1998年入職。入職当初から10年にわたり救命救急センター勤務。現在はCCU担当。祖父の入院時に、24時間付き添い介護を経験したことがきっかけで看護師の道へ。野澤氏とともに、同院ドクターヘリ立ち上げ時からのメンバー。〈1977年生。熊本県水俣市出身。2004年3月より搭乗〉

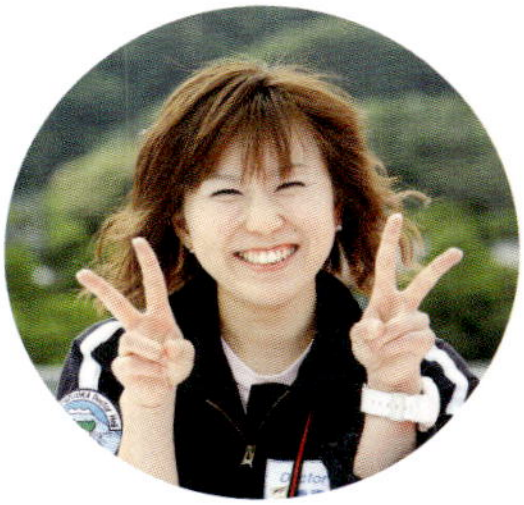

長谷川裕美《はせがわ・ゆみ》

1999年入職。手術室に4年間所属したのち、同院の救命救急センター3C病棟へ。自他共に認める「のんびり屋」であるが、内に秘めた情熱を開花させフライトナースの道へ。プライベートではフラダンスを楽しむ。〈1978年生。静岡県三島市出身。2004年12月より搭乗〉

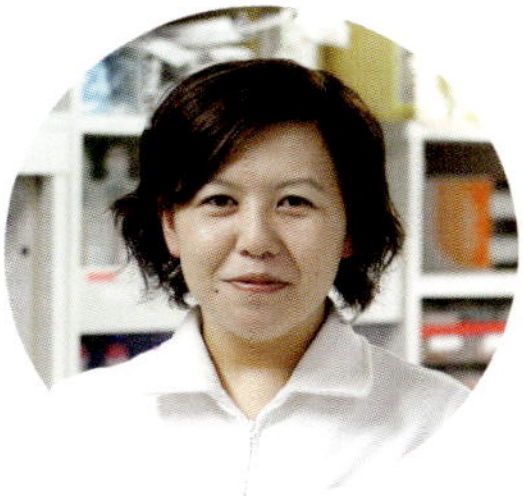

石倉美穂子《いしくら・みほこ》

1998年入職。入職時から現在まで、救命救急センター勤務。現在はCCU（循環器集中治療室）担当。研修時、出動先の下田でヘリが定員オーバーになり、3時間かけてひとり病院へ戻った経験を持つ。〈1978年生。佐賀県多久市出身。2004年8月より搭乗〉

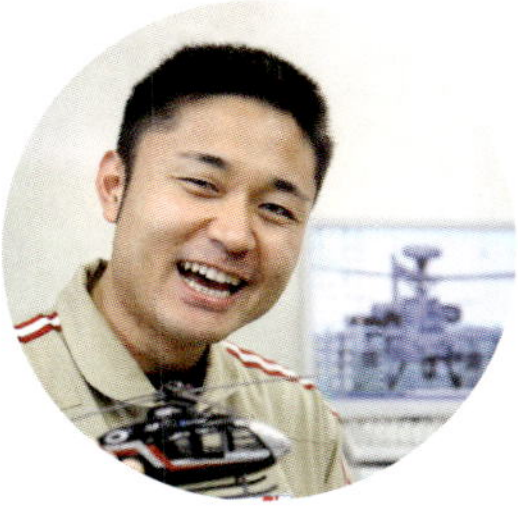

野村昌夫《のむら・まさお》

2005年入職。入職時から救命救急センター勤務。救急外来担当。東海大学付属病院高度救命救急センターにおいて2年間勤務後、地元に近い同院でフライトナースを目指し転職。300台の救急車ミニカーと、ヘリコレクションを持つおたく。1児の父。〈1978年生。静岡県富士市出身。2007年5月より搭乗〉

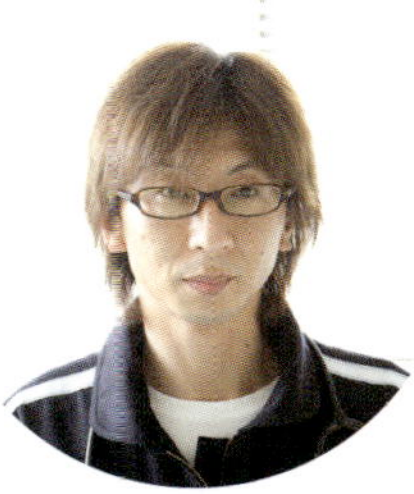

飯田敏秀《いいだ・としひで》

1998年入職。手術室に5年間勤務後、救命救急センターへ。現在はCCU病棟担当。高校卒業後はCD販売店に就職したが、救急医療への情熱を捨てきれず、4年間の勤務後に退社。その後看護専門学校へ入学という異色の経歴の持ち主。〈1972年生。静岡県沼津市出身。2004年10月より搭乗〉

フライトナース
FLIGHT NURSE

取材&構成：植木淳子
撮影：加藤アラタ
ブックデザイン：寺澤圭太郎（アチワデザイン室）
取材協力：順天堂大学医学部附属静岡病院
セントラルヘリコプターサービス株式会社
ディ・アンク

2008年7月20日　初版第一刷　発行

著者：長谷川裕美《はせがわゆみ》
発行者：安倍晶子

発行所：株式会社メディアファクトリー
〒104-0061　東京都中央区銀座8-4-17
TEL: 0570-002-001／03-5496-4740（編集部）

印刷・製本：凸版印刷株式会社

ISBN978-4-8401-2377-8 C0065